耳が遠くなると、認知症が近づく

幸せで長生きの秘訣

真生会富山病院 院長
耳鼻咽喉科専門医
真鍋 恭弘

1万年堂出版

65歳以上の約6人に1人が
発症《はっしょう》するといわれる認知症《にんちしょう》。

すべての高齢者《こうれいしゃ》にとって、
まさに「自分ごと」の問題です。

認知症《にんちしょう》にひとたびなってしまうと、
ほとんどの場合、
完治は難しいとされています。

どうすればいいのでしょう？

そこで重要になってくるのが「予防」です。

認知症予防《にんちしょうよぼう》を考えるうえで
画期的な研究成果が、つい最近、発表されました。

この研究が明らかにしたのは、
「認知症《にんちしょう》と難聴《なんちょう》」の深い関係でした。

「難聴《なんちょう》」によって「認知症《にんちしょう》」のリスクが2倍になるのです。

しかも65歳以上の3人に1人は、難聴《なんちょう》、もしくはその傾向《けいこう》があるとされています。

「認知症《にんちしょう》を予防する」ためには、

「難聴《なんちょう》を予防する」

ことが、とても重要なことなのです。

では、「難聴《なんちょう》を予防する」ためには、

何をすればいいのでしょうか?

「難聴《なんちょう》」の最大の原因は「動脈硬化《どうみゃくこうか》」です。

「認知症《にんちしょう》」「難聴《なんちょう》」「動脈硬化《どうみゃくこうか》」……、
三つのキーワードが出てきました。
ちょっとまとめてみましょう。
「動脈硬化《どうみゃくこうか》を予防する」ことが
「難聴《なんちょう》を予防する」ことにつながり、
ひいては
「認知症《にんちしょう》を予防する」ことにつながっていくのです。

では、「動脈硬化《どうみゃくこうか》を予防する」ためには、
何をすればいいのでしょう？

そこで注目したのが
歴史上の一人の人物、
今から200年前のドイツ人の医師、
クリストフ・ヴィルヘルム・フーフェラントです。

フーフェラントの著書『長寿学《ちょうじゅがく》』には、
今日《こんにち》の医療《いりょう》にもつながる
「長寿《ちょうじゅ》」のための、さまざまな教えが詰《つ》め込《こ》まれています。
その教えを実践《じっせん》することは、
動脈硬化《どうみゃくこうか》の予防に大きな効果をもたらしてくれるでしょう。

また、フーフェラントの教えは、
最先端《さいせんたん》医療《いりょう》で取《と》り扱《あつか》う「全人的健康《ぜんじんてきけんこう》」という考えにも通じており、
そこで最も重要視される「生きがい」というコンセプトを
先取りするものともなっています。

認知症《にんちしょう》→難聴《なんちょう》→動脈硬化《どうみゃくこうか》→フーフェラント→
長寿《ちょうじゅ》→全人的健康《ぜんじんてきけんこう》→生きがい

２００年前の一人の医師の教えから、
現代最先端医療《げんだいさいせんたんいりょう》の世界までをめぐり、
私たちがたどり着いた結論、それは……

認知症《にんちしょう》を予防する
その秘訣《ひけつ》は、
「生き生きとした生を生きる」
ことにあるのです。

はじめに

皆《みな》さん、こんにちは。真鍋恭弘《まなべやすひろ》と申します。

私は耳鼻咽喉科《じびいんこうか》の医師で、富山県射水市《いみずし》にある総合病院・真生会富山病院《しんせいかいとやまびょういん》の院長を務めています。

今このページを読んでおられる皆《みな》さんは、表紙にある「認知症《にんちしょう》」という単語に関心があって、この本を手に取られたのではないでしょうか。そして、「認《にん》知症《ちしょう》」という言葉と、「耳が遠くなる」「難聴《なんちょう》」という言葉の組み合わせに、「？」と思われたのではないでしょうか。

「認知症《にんちしょう》って脳の病気じゃないの？」

「なぜ耳と関係があるのか？」

「そもそもどうして耳鼻咽喉科《じびいんこうか》の医者が認知症《にんちしょう》の本を書いているの？」と。


ごもっともな疑問だと思います。

しかし、「認知症《にんちしょう》」と「難聴《なんちょう》」は極《きわ》めて密接な関係にあるのです。

このことを科学的に証明する論文が、二〇一七年に、世界的に最も信頼《しんらい》されている医学雑誌『ランセット（Lancet）』に発表され、医学界に大きな衝撃《しょうげき》を与《あた》えました。

その論文の内容については、後ほど改めて紹介《しょうかい》したいと思いますが、簡単に言うと「難聴予防《なんちょうよぼう》が、認知症予防《にんちしょうよぼう》にとても大きな影響《えいきょう》を及《およ》ぼす」というものです。

この論文を読み終えた時、耳鼻科《じびか》の医者として長年の治療経験《ちりょうけいけん》の中で感じ続けてきたことが、パズルのピースがカチッとはまるように、私の中で一気に腑《ふ》に落ちたのでした。

日々、耳の診療《しんりょう》をしていると、認知症《にんちしょう》と難聴《なんちょう》の深い関係を感じさせる場面によく出くわします。

患者《かんじゃ》さんは耳が十分に聞こえないため、家族同伴《かぞくどうはん》で病院に来られます。私たちが家族の方とあれこれと話している横で、患者《かんじゃ》さんは黙《だま》って座《すわ》っておられます。よく聞こえないので、会話に参加できないのです。

無口で表情にとぼしく、ぼんやりとした元気のない顔をしておられます。不《ふ》機嫌《きげん》でなんだか怒《おこ》っているような印象の人もいらっしゃいます。

「日常のやりとりはできているのだろうか」

「認知機能《にんちきのう》は低下していないだろうか」

見るからに心配な気持ちにさせられます。

ところが、そんな患者《かんじゃ》さんに補聴器《ほちょうき》をつけてもらったとたん、表情が一変するのです！

ぼんやり眠《ねむ》そうだった目に光が宿り、うつむいていた顔が上を向き、こわばっていた顔に生き生きとした表情が戻《もど》ってきます。

「よく聞こえます！」

多くの患者《かんじゃ》さんが、まるで別人のように、話を始められます。

「この人はこんなに明るい人だったんだ」と、その笑顔《えがお》に驚《おどろ》かされるのです。

こんな「劇的な変化」に、私は何度も遭遇《そうぐう》してきました。

そして思うのです。

「あの時、そのまま補聴器《ほちょうき》をつけず、『音のない世界』に住み続けておられたら、あの患者《かんじゃ》さんたちは認知症《にんちしょう》になっていても不思議ではない」と。

難聴《なんちょう》の方々と接し感じてきたことに、『ランセット』の論文は科学的な根拠《こんきょ》を与《あた》えてくれました。そして一人の耳鼻咽喉科《じびいんこうか》の医師として、難聴《なんちょう》への取り組みの重要性を、改めて認識《にんしき》することができたのでした。

難聴《なんちょう》になってしまった人にとって、補聴器《ほちょうき》は、認知症《にんちしょう》の予防を期待できる心強い味方になります。しかし、難聴《なんちょう》にならず、生涯《しょうがい》にわたって自分の耳を健全に保つことができるならば、それに越《こ》したことはありません。

では、どうすれば難聴《なんちょう》を予防することができるのでしょうか？

本書は、「認知症《にんちしょう》と難聴《なんちょう》」が深い関係にあること、そして「認知症予防《にんちしょうよぼう》のための難聴対策《なんちょうたいさく》の重要性」を、多くの方に知っていただきたいとの思いで書きました。

そして、難聴《なんちょう》を予防することは、認知症予防《にんちしょうよぼう》だけでなく、実は「長生き」にも直結するのだということも、皆《みな》さんにお伝えしたいと思っています。

一人でも多くの方が「難聴《なんちょう》」に関心を持ち、認知症《にんちしょう》とは無縁《むえん》の幸福な人生を送っていただければ望外の喜びです。

真鍋恭弘《まなべやすひろ》

目次

耳が遠くなると、
認知症が近づく

第1章 認知症は、誰も避けて通れない

第2章 なぜ、耳が遠くなると、認知症のリスクが高まるのか

第3章 手遅れになる前に！ 難聴の原因と予防法

第4章 動脈硬化➡難聴➡認知症 この連鎖から、いかにして脱するか

第5章 「生きる力」を高める四つの要素

第6章 寿命を延ばすために必要なこと、やってはいけないこと

第7章
脳や体のダメージを、修復する力を高める

第8章
健康寿命は、「生きがい」「人生の目的」のある人ほど長くなる

第1章

認知症は、誰も避けて通れない

「認知症」の映画が、アカデミー賞を受賞

社会の高齢化《こうれいか》が進む日本や欧米諸国《おうべいしょこく》では、認知症《にんちしょう》は大きな社会的関心事となっています。第九十三回のアカデミー賞（二〇二一年）では、「老い」と「認《にん》知症《ちしょう》」をテーマとした映画『ファーザー』が、主演男優賞と脚色賞《きゃくしょくしょう》の二部門を受賞しました。認知症《にんちしょう》を患《わずら》い、次第《しだい》に現実と幻想《げんそう》の境界が崩《くず》れていく老人を、名優アンソニー・ホプキンスが見事に演じていました。

日本でも一九七〇年代に、認知症《にんちしょう》をテーマとした有吉佐和子《ありよしさわこ》さんの小説『恍《こう》惚《こつ》の人《ひと》』が大ヒットし、映画化されています。主演は森繁久彌《もりしげひさや》さんでした。その後、テレビドラマにもなり、三國連太郎《みくにれんたろう》さんが主人公を演じたことを覚えておられる人も多いのではないでしょうか。

「ぼけ老人」「怖い人」という間違ったイメージが、患者や家族を苦しめてきた

実は、『恍惚《こうこつ》の人《ひと》』がヒットした時代には、「認知症《にんちしょう》」という言葉はなかったのです。

認知症《にんちしょう》とは、「記憶《きおく》や言語、知覚、思考などに関する脳の機能が低下し、生活に支障をきたすようになる状態」のことで、医学用語では「Dementia」といいます。これを、明治時代には「瘋癲《ふうてん》」「痴狂《ちきょう》」「痴呆《ちほう》」などと訳されていました。明治末期になって、「痴呆《ちほう》」という呼び方が定着し、それ以来、ずっと「痴呆《ちほう》」という呼び方が用いられてきたのです。

しかし、「痴《ち》」にしても「呆《ほう》」にしても、いずれも侮辱的《ぶじょくてき》なニュアンスを含《ふく》む表現です。医学界が呼びかけて、「痴呆《ちほう》」に代わる呼称《こしょう》の検討が厚生労働省《こうせいろうどうしょう》で始まり、二〇〇四年に、「認知症《にんちしょう》」という新しい名称《めいしょう》が誕生したのです。

「痴呆《ちほう》」と呼ばれていた時代には、認知症《にんちしょう》の人は「ぼけ老人」と呼ばれ、「何も分からなくなった人」「怖《こわ》い人」という間違《まちが》ったイメージで見られ、ひどい偏見《へんけん》にさらされてきました。家庭や社会から避《さ》けられ、隔離《かくり》・収容されるなどの扱《あつか》いを受けた人もありました。その後、研究が進み、認知症《にんちしょう》にはさまざまな種類があること、高齢者《こうれいしゃ》だけでなく三十代の若い人でも発症《はっしょう》するケースがあること、治療薬《ちりょうやく》の開発によって症状《しょうじょう》が改善する可能性があることなど、新しい事実が明らかになってきました。

そして、「認知症《にんちしょう》」という新しい呼び方になったことで、患者《かんじゃ》さん本人や家族も偏《かたよ》ったイメージに惑《まど》わされることなく、冷静かつ客観的に症状《しょうじょう》に向き合えるようになってきたのではないでしょうか。

偏見《へんけん》による呪縛《じゅばく》が解けることで、認知症対策《にんちしょうたいさく》にとって、とても重要な「早期発見」「早期《そうき》治療《ちりょう》」がしやすくなってきたように思います。

「認知症《にんちしょう》」は日本をはじめ、高齢化社会《こうれいかしゃかい》を迎《むか》える各国にとって最大の健康問題といってもいい重要なテーマです。「痴呆《ちほう》」から「認知《にんち》症《しょう》」に呼び名が変わってから約二十年になります。その名称《めいしょう》が広く浸透《しんとう》し、認知症《にんちしょう》に対する社会の理解も徐々《じょじょ》に深まってきたことを、医療《いりょう》に携《たずさ》わる者として、私は好ましくとらえています。

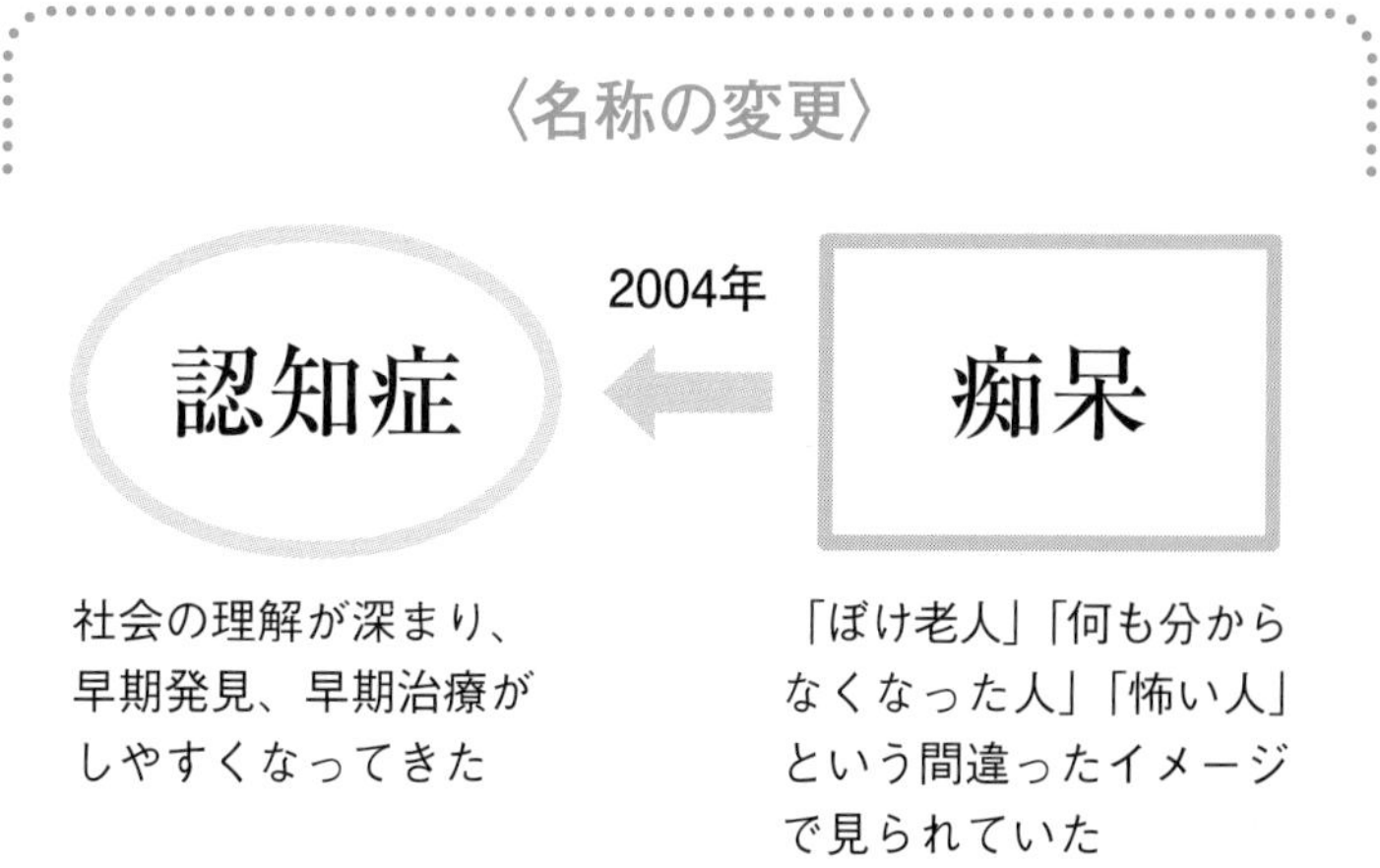
〈名称の変更〉
痴呆
2004年
認知症
「ぼけ老人」「何も分からなくなった人」「怖い人」という間違ったイメージで見られていた
社会の理解が深まり、早期発見、早期治療がしやすくなってきた

まもなく65歳以上の5人に1人が認知症に

皆《みな》さんご存じのように、日本は世界で最も高齢化《こうれいか》が進んでいます。

日本の認知症患者《にんちしょうかんじゃ》は、二〇二〇年の時点で約六百二万人とされ、六十五歳以上の高齢者《こうれいしゃ》の約六人に一人が認知症《にんちしょう》を発症《はっしょう》しているといわれています。

二〇二五年には、人口のボリュームゾーンを形成する「団塊《だんかい》の世代《せだい》」が、全員七十五歳以上の後期高齢者《こうきこうれいしゃ》となります。それに伴《ともな》い認知症《にんちしょう》の患者数《かんじゃすう》は全国で七百万人を超《こ》えると予測されています。まもなく、六十五歳以上の五人に一人が認知症《にんちしょう》という社会が到来《とうらい》するのです。

現在、世界中で五千五百万人以上の人々が認知症《にんちしょう》を抱《かか》えながら暮らしているといわれています。しかも、新たに認知症《にんちしょう》になる人が毎年約一千万人ありますので、二〇三〇年には約七千八百万人に達すると予測されます。

高齢化社会《こうれいかしゃかい》にとって、認知症《にんちしょう》は、社会全体で取り組まなければならない大きな課題です。本人の意に反して認知症《にんちしょう》になってしまわれた方々、および家族の苦悩《くのう》は、決して「他人《ひと》ごと」ではなく、私たちにとって、まさに「自分ごと」の問題です。認知症《にんちしょう》ケアは、社会全体で取り組まなければならない課題といえるでしょう。

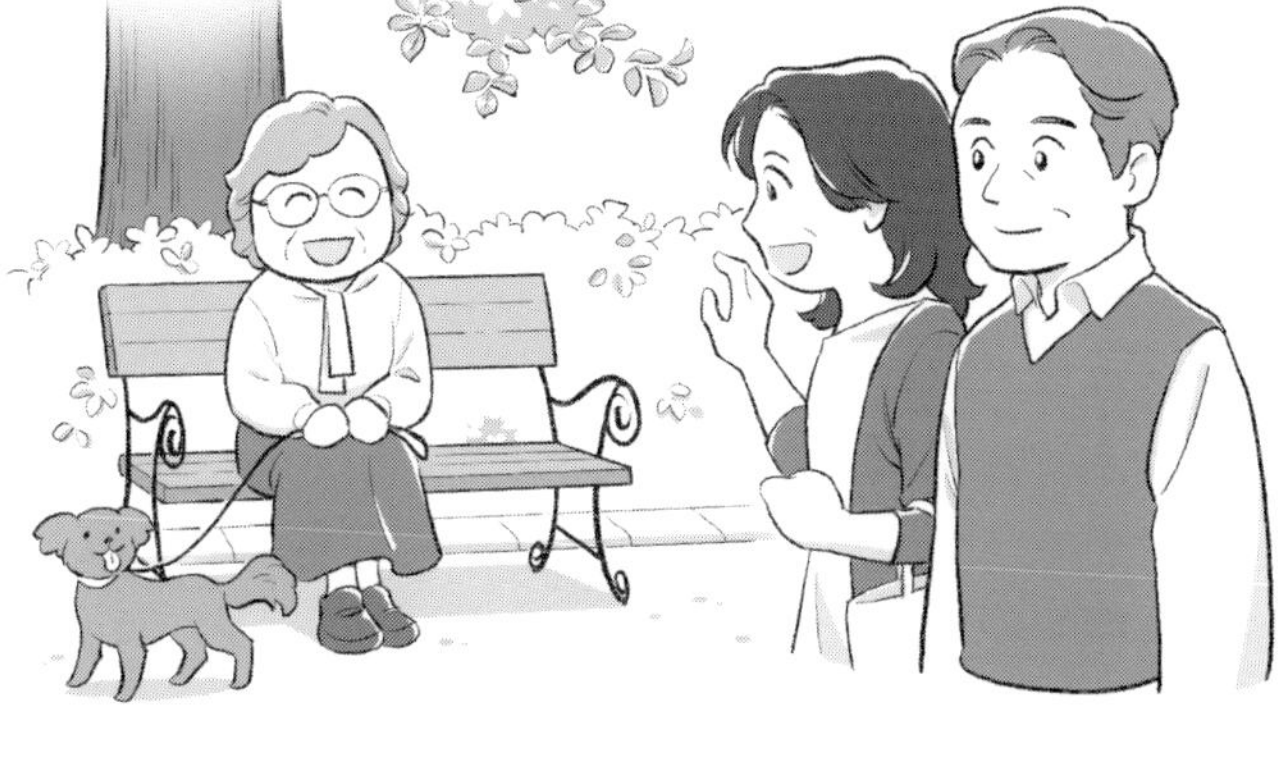

こうした問題をお金に換算《かんさん》して考えることは、私の本意とするところではありませんが、認知症《にんちしょう》の人々の世話をする社会的総コストは、世界全体で八千百八十億米ドルと推定され、これは世界の国内総生産（GDP）の一・一パーセントに相当します。このコストは、今後さらに増え、二〇三〇年までに年間二兆米ドルに達すると推定されています。

認知症《にんちしょう》は経済面でも極《きわ》めて深刻な問題であり、人類にとっての大きな課題といえるでしょう。

「人類にとって」なんて大きなことを言わなくても、認知症《にんちしょう》にどう対応するかは、私たち一個人にとっても、自分の人生を幸せに生きていくうえで避《さ》けては通れない、まさに「自分ごと」の問題だと思うのです。

「認知症」は、病名ではありません

一般的《いっぱんてき》に、認知症《にんちしょう》は、「病気や障害など、さまざまな原因で、脳の神経細胞《しんけいさいぼう》が破壊《はかい》されたり、減少したりすることで認知機能《にんちきのう》が低下し、日常生活に支障が出てくる状態」のことをいいます。ですから、「認知症《にんちしょう》」というのは病名ではなく、病気になった結果、引き起こされる「特有の症状《しょうじょう》」を総称《そうしょう》する言葉といっていいでしょう。

具体的には、次のような症状《しょうじょう》です。

①記憶障害《きおくしょうがい》……直前の行動を忘れる。覚えていた人や物の名前が思い出せなくなる。

②見当識障害《けんとうしきしょうがい》……自分のいる場所や状況《じょうきょう》、年月日、周囲の人間との関係性などが分からなくなる。

③判断能力低下…料理の手順が分からなくなる、着ていく服を選べなくなる、善悪の区別ができなくなる。

これらの症状《しょうじょう》に加え、気質や体験、環境《かんきょう》などの要因が絡《から》んで起こるのが「周辺症状《しゅうへんしょうじょう》（ＢＰＳＤ）」です。徘徊《はいかい》や過食・拒食《きょしょく》、暴力・暴言、幻覚《げんかく》・妄想《もうそう》、不潔行動、不眠《ふみん》・睡眠障害《すいみんしょうがい》、うつ症状《しょうじょう》といった、行動・心理症状《しんりしょうじょう》が現れる場合もあり、最悪の場合、傷害事件や殺人事件などに発展するおそれもあります。これらは、環境《かんきょう》や接し方を変えたりすることで本人の不安が和《やわ》らぎ、改善することも報告されています。

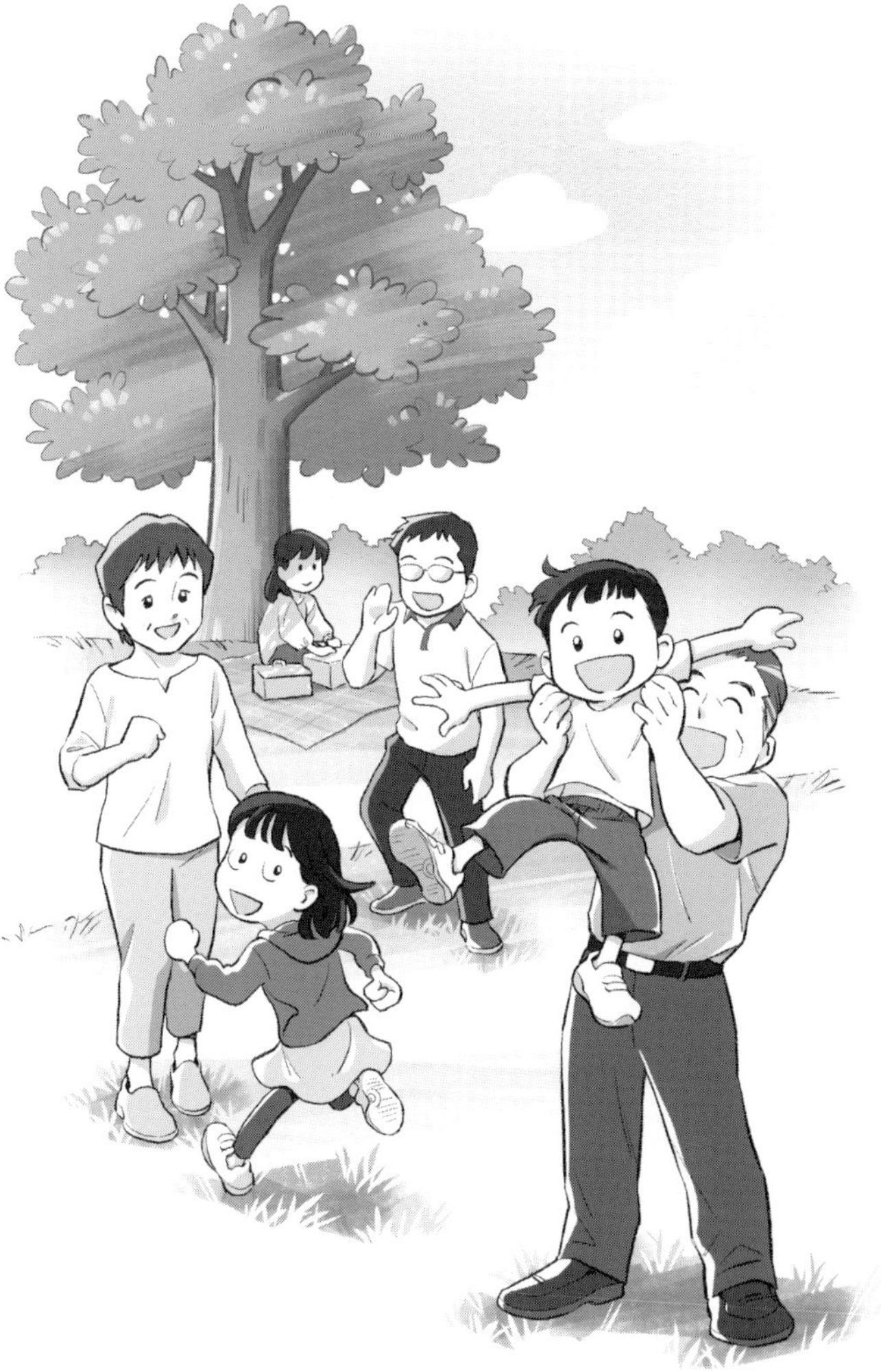

代表的な三つの認知症の特徴

認知症《にんちしょう》には、いくつかの種類がありますが、最も多いのは「アルツハイマー型認知症《がたにんちしょう》」で、過半数を占《し》めています。二番めは「脳血管性認知症《のうけっかんせいにんちしょう》」、三番めは「レビー小体型認知症《しょうたいがたにんちしょう》」です。これら三つで全体の九割を超《こ》えています。

それぞれの特徴《とくちょう》を見ていきましょう。

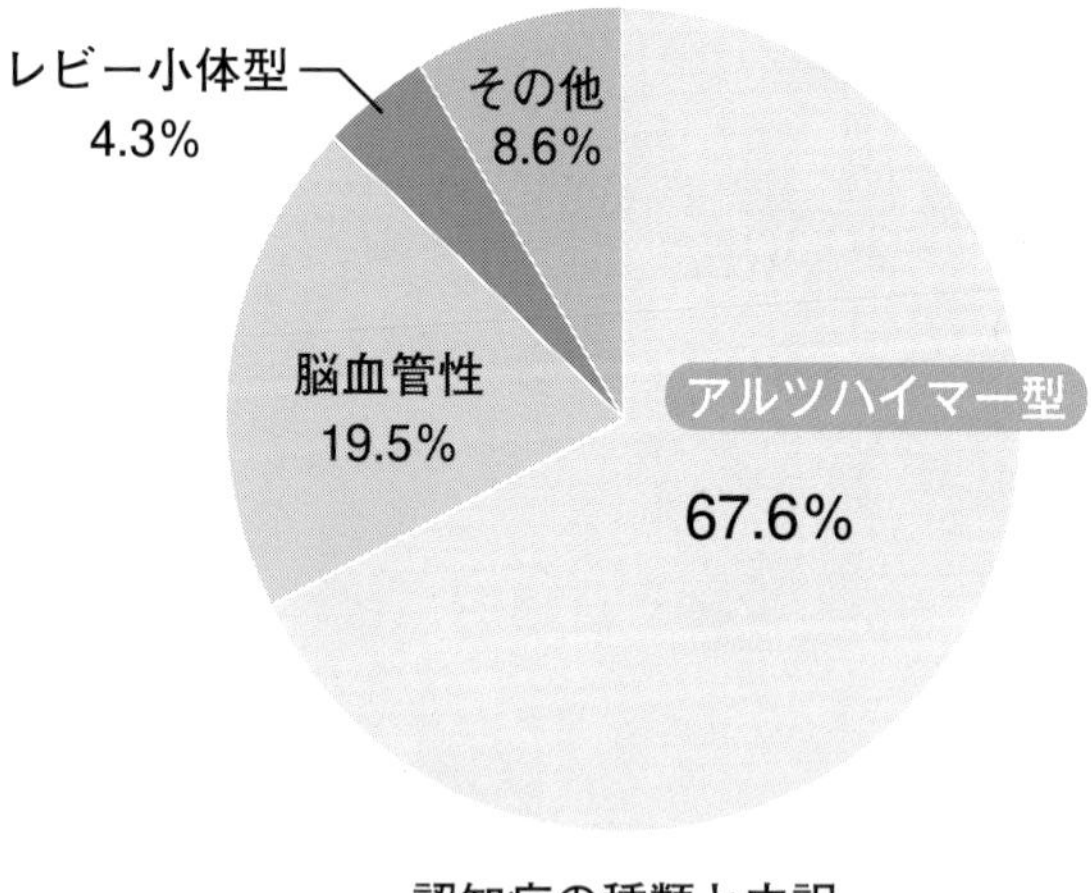

認知症の種類と内訳

「都市部における認知症有病率と認知症の生活機能障害への対応」
（厚生労働科学研究費補助金 認知症対策総合研究事業）を基に作成

アルツハイマー型認知症

大脳皮質の神経細胞《しんけいさいぼう》が変性・死亡・脱落《だつらく》し、脳が萎縮《いしゅく》していく病気です。脳内にアミロイドベータという異常なたんぱく質が沈着《ちんちゃく》し、それによって神経細《しんけいさい》胞《ぼう》が破壊《はかい》されていきます。症状《しょうじょう》は、もの忘れから始まり、徐々《じょじょ》に進行していきます。その速度は比較的《ひかくてき》ゆるやかで、初期段階では運動能力に問題はありませんが、放置すれば確実に悪化します。

記憶障害《きおくしょうがい》だけでなく、他の認知能力《にんちのうりょく》の異常も現れ、徘徊《はいかい》、幻覚《げんかく》、妄想《もうそう》などの行動・心理症状《しんりしょうじょう》も多く見られるようになります。

最終的には、日常生活における基本的な作業を行う能力さえも失われ、やがて寝《ね》たきりになります。

脳血管性認知症

生活習慣病によって引き起こされる脳梗塞《のうこうそく》や脳出血などが原因となり、神経《しんけい》細胞《さいぼう》が死滅《しめつ》し、脳の機能が低下する病気です。もの忘れなどのほか、手足の震《ふる》え、麻痺《まひ》などの運動障害が起きます。障害を受けた部位によって症状《しょうじょう》は異なります。脳の機能低下が一様ではなく、まだら状に症状《しょうじょう》が出たり消えたりすることがあるため、「まだら認知症《にんちしょう》」ともいわれます。

レビー小体型認知症

脳内にレビー小体と呼ばれる特殊《とくしゅ》なたんぱく質が沈着《ちんちゃく》し、脳の神経細胞《しんけいさいぼう》が破《は》壊《かい》されて起きる認知症《にんちしょう》です。実際には存在していないものが見える幻視《げんし》や、手が震《ふる》える、動作が緩慢《かんまん》になる、筋肉がこわばる、体のバランスを取ることが難しくなるなど、パーキンソン病と似た症状《しょうじょう》が現れることもあります。

治療を受ければ、認知症は、回復するのか？

認知症《にんちしょう》になってしまったらどうすればいいのでしょうか？

脳血管性認知症《のうけっかんせいにんちしょう》の場合は、原因となる病気を治療《ちりょう》することが第一です。それによって、認知症《にんちしょう》の進行の度合いにもよりますが、症状《しょうじょう》の回復が見込《みこ》める場合もあります。

アルツハイマー型認知症《がたにんちしょう》とレビー小体型認知症《しょうたいがたにんちしょう》は、世界中の研究者が、その原因解明と治療法《ちりょうほう》の研究を行っていますが、残念なことに、まだ根本的な治療《ちりょう》法《ほう》は見つかっていません。したがって、できるだけ症状《しょうじょう》を軽くし、病状の進行速度を遅《おく》らせることが治療《ちりょう》の目標となります。

認知症を予防する方法は？

ひとたび認知症《にんちしょう》になってしまうと、一部のケースを除き、ほとんどの場合、完治は難しいとされています。

そこで重要になってくるのが「予防」です。認知症《にんちしょう》を引き起こす要因に適切に対応し、発症《はっしょう》を予防するのです。

認知症《にんちしょう》を引き起こす要因のことを「危険因子」と呼びます。危険因子には、

「個人の努力によって何とかできるもの＝修正可能な危険因子」

と、

「個人の努力では何ともできないもの＝修正不可能な危険因子」

があります。

修正不可能な危険因子の中で、最も強いといわれているのが「年齢《ねんれい》」です。

しかし、ここで注意していただきたいのは、年を取ってくると誰《だれ》もが必ず認知《にんち》症《しょう》になるのかといえば、それは全く違《ちが》うということです。ここ二十年間にわたる医学界の研究では、「年齢《ねんれい》」という修正不可能な危険因子よりも、これから述べる、個人の努力によって何とかできる修正可能な危険因子のほうが、認知《にんち》症《しょう》の発症《はっしょう》により深く関連していることが明らかになっているのです。

では、修正可能な危険因子には、どんなものがあるのでしょうか。

かねてより、認知症《にんちしょう》の発症率《はっしょうりつ》を抑《おさ》えるためには、栄養状態やライフスタイルの改善、学びによる認知機能《にんちきのう》の活性化などが有効であるといわれてきました。

しかし、それはあくまでも経験によって得られた見解であり、科学的な究明は、なされてきませんでした。

ところが、二〇一七年になって、これらの予防策に科学的な根拠《こんきょ》を与《あた》える画期的な研究成果が発表されました。それが、世界的に最も信頼《しんらい》されている医学雑誌『ランセット』の認知症委員会《にんちしょういいんかい》が、アルツハイマー病協会国際会議（ＡＡＩＣ）で行った発表です。

この研究発表は、医学界に大きな衝撃《しょうげき》をもたらしました。

私も、大きな驚《おどろ》きをもって接しました。同時に、その内容の多くが、耳鼻科《じびか》医《い》として長年患者《かんじゃ》さんと接し、そこで経験してきたことと、符合《ふごう》すると感じました。

この研究が明らかにしたこと、それは「認知症《にんちしょう》と難聴《なんちょう》の深い関係」でした。

実は、日本の厚生労働省《こうせいろうどうしょう》も、二〇一五年に発表した「認知症施策推進総合戦略《にんちしょうしさくすいしんそうごうせんりゃく》（新オレンジプラン）」の中で、難聴《なんちょう》と認知症《にんちしょう》との関係について触《ふ》れていましたが、数値データを示しながら難聴《なんちょう》の危険性を明らかにしたのは、『ランセット』による発表が初めてでした。

では、『ランセット』の研究成果を紹介《しょうかい》しながら、難聴《なんちょう》と認知症《にんちしょう》との関係について述べていきたいと思います。

第2章

なぜ、耳が遠くなると、認知症のリスクが高まるのか

世界の医学界に衝撃！
難聴が、認知症の重大な要因だった

二〇一七年七月、アルツハイマー病協会国際会議において、英国の世界的な医学雑誌『ランセット』の「認知症予防《にんちしょうよぼう》・介入《かいにゅう》・ケアに関する国際委員会」は、次のような内容の発表を行いました。

● 認知症《にんちしょう》は、主に高齢期《こうれいき》で診断《しんだん》されるが、脳の異変は何年も前から始まっている。

● 生涯《しょうがい》を通じて九つの修正可能な危険因子※（左ページ参照）をコントロールし、脳の健康状態を改善することができれば、認知症《にんちしょう》の三五パーセントは予防で

※危険因子……発症の危険性を高める要因のこと

修正可能な危険因子

危険因子	相対リスク	人口寄与割合
小児期		
11～12歳までに教育が終了	1.6倍	7.1%
中年期（45歳以上65歳以下）		
★ 聴力低下（難聴）	1.9倍	8.2%
頭部外傷	1.8倍	3.4%
高血圧	1.6倍	1.9%
過度の飲酒	1.2倍	0.8%
肥満	1.6倍	0.7%
高年期（65歳以上）		
喫煙	1.6倍	5.2%
抑うつ	1.9倍	3.9%
社会的孤立	1.6倍	3.5%
運動不足	1.4倍	1.6%
糖尿病	1.5倍	1.1%
大気汚染	1.1倍	2.3%

相対リスク：その危険因子を持つ人が、持たない人に比べてどれほど認知症になりやすいかを示す
人口寄与割合：その危険因子を持つ人がいなくなれば、認知症患者が何％減少するかを示す

※ランセット国際委員会は、2020年になって、2017年当時にはエビデンス不足だった「過度の飲酒」「頭部外傷」「大気汚染」の３つを新たに加えた12の危険因子を発表し、それらをすべて改善すれば約40パーセントの予防効果が期待できると発表しています。

12の危険因子の中で、予防することによって認知症患者がどれほど少なくなるかを示す「人口寄与割合」を見ると、「難聴」が最も高く8.2パーセントになるとの報告でした。

きる。

●難聴《なんちょう》は認知症《にんちしょう》の重大な危険因子となる。

●認知症患者《にんちしょうかんじゃ》の約九パーセントは、難聴《なんちょう》が原因で発症《はっしょう》する。

このショッキングな学説は、世界の医学界に大きな衝撃《しょうげき》をもって受け入れられました。

さらに、二〇一九年、今度は世界保健機関（ＷＨＯ）が「認知機能低下《にんちきのうていか》および認知症《にんちしょう》のリスク低減のためのガイドライン」を発表し、難聴《なんちょう》と認知症《にんちしょう》との関係について次のように言及《げんきゅう》したのです。

●六十五歳以上の成人三人に一人は難聴《なんちょう》があると推定されており、この数は毎年増加している。

● 難聴《なんちょう》は、認知機能低下《にんちきのうていか》、または認知症《にんちしょう》のリスク増加とも関連している。

● 難聴《なんちょう》があると、認知症《にんちしょう》のリスクが約二倍になる。

難聴《なんちょう》と認知症《にんちしょう》の深い関係――世界の医学界は、この新しい見解に大きな関心を寄せています。しかし残念なことに、一般《いっぱん》の人々はもちろんのこと、医療関係者《いりょうかんけいしゃ》の間でも、知る人はまだ少ないのが現状です。

「難聴対策《なんちょうたいさく》」は、認知症患者《にんちしょうかんじゃ》を一人でも減らしていくための有効な手立てです。

この事実が早く社会に周知され、難聴《なんちょう》への対策が進むことが望まれます。

なぜ、難聴になると、脳の働きが弱まるのか

難聴《なんちょう》になると、なぜ認知症《にんちしょう》の危険性が高まるのでしょうか？

そのメカニズムの詳細《しょうさい》は、これからの研究成果を待たなければなりませんが、私は耳鼻科医《じびかい》としての経験から、おおむね次のように考えています。

人間は耳から入ってくる情報（音）を脳に送り、さまざまに処理しています。誰《だれ》かと話をしている時は、耳から入ってきた音声を処理し、言葉として認識《にんしき》して、相手と受け答えを行います。音楽を聴《き》く時も、耳でとらえた空気の振動《しんどう》をメロディとして認識《にんしき》し、心地《ここち》よさを感じます。

耳と脳は、こうした音の処理を、目が覚めている時にも、また睡眠中《すいみんちゅう》においても

ても、ずっと休むことなく行っています。

耳の形状を思《おも》い浮《う》かべてください。

まぶたと違《ちが》って耳にフタはありません。外の音をいつでも取り入れられる構造になっています。

なぜそんな形になったのかというと、それは人間がひ弱な哺乳類《ほにゅうるい》だった遠い昔から、生き残っていくためにどうしても必要だったからだと考えられます。

例えば、夜、眠《ねむ》っている時に獣《けもの》が忍《しの》び寄《よ》ってきたとします。その音を、いち早く聞き取り、危険を察知し、目を覚まして逃《に》げなければなりませんでした。

私たちは、夜中に物音がすると目が覚めます。それは生物としての本能が、ちゃんと機能しているからです。

このように、私たちの耳は、二十四時間ずっと音を取《と》り込《こ》み、脳に送っています。脳もまた、休むことなく信号を処理し続けているのです。

つまり、耳からの情報＝刺激《しげき》を受けることで、脳は活発に働き、活力を保っているといってもいいでしょう。

ところが、難聴《なんちょう》になると、耳から脳に伝達される情報量は、極端《きょくたん》に少なくなり、重篤《じゅうとく》な場合だと、ほとんどゼロになってしまいます。

脳の各部位は、互《たが》いに連携《れんけい》しながら機能しているので、音声を処理する部位が健全に機能しないと、他の部位も影響《えいきょう》を受けます。そうなると神経細胞《しんけいさいぼう》の働きが弱まり、脳の萎縮《いしゅく》が進み、認知症《にんちしょう》の発症《はっしょう》につながると考えられます。

また、難聴《なんちょう》になると、人や社会とのコミュニケーションを、つい避《さ》けがちになってしまうことも深刻な問題です。人が何を言っているのか分からないと、なかなか会話に参加できません。せっかく参加しても、

「聞き返すと悪いから、分かったふりをしてうなずいて、ごまかしています」

「聞こえなかったのに、みんなが笑っているから、一緒《いっしょ》に笑っています」

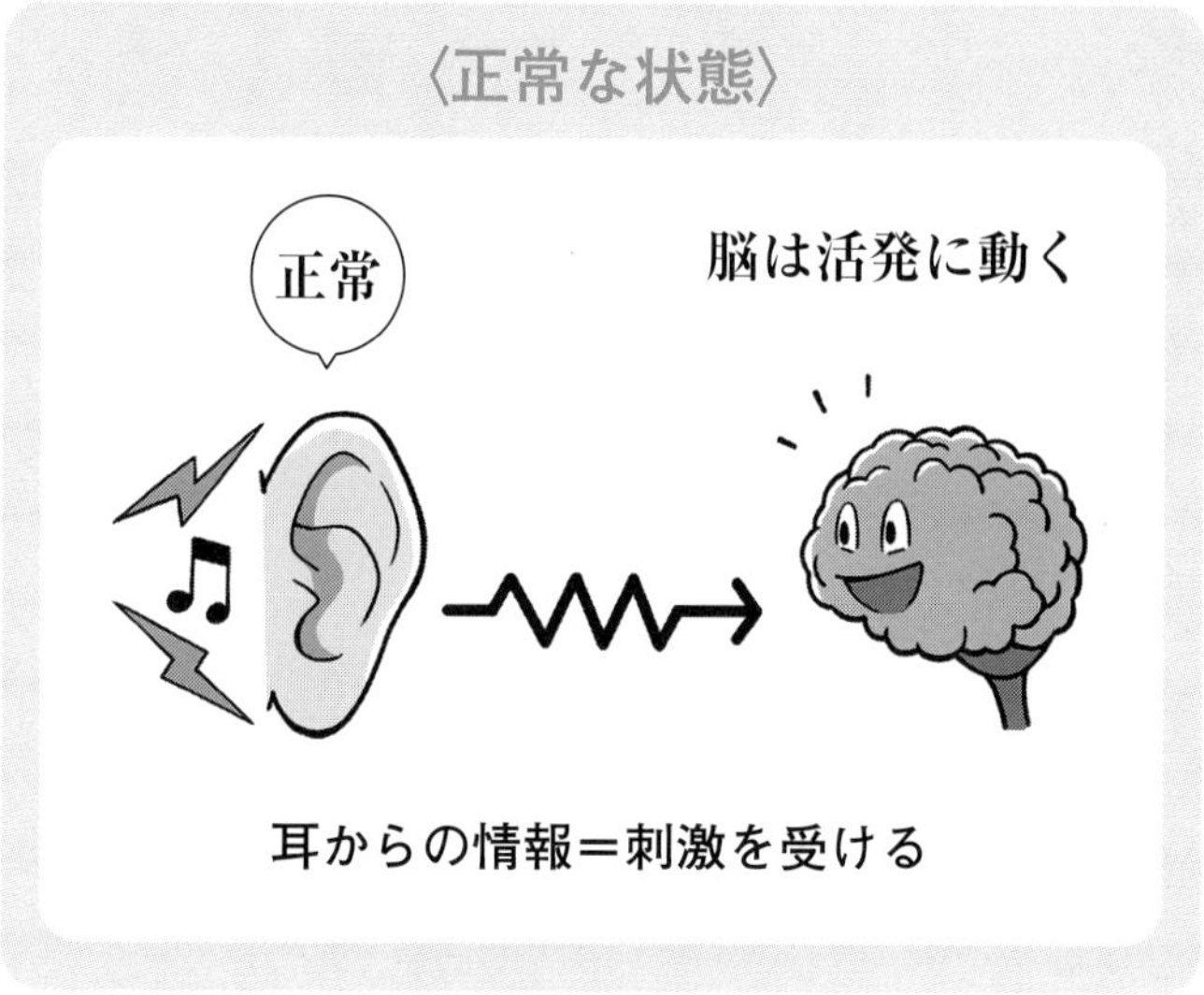
〈正常な状態〉
正常
脳は活発に動く
耳からの情報＝刺激を受ける

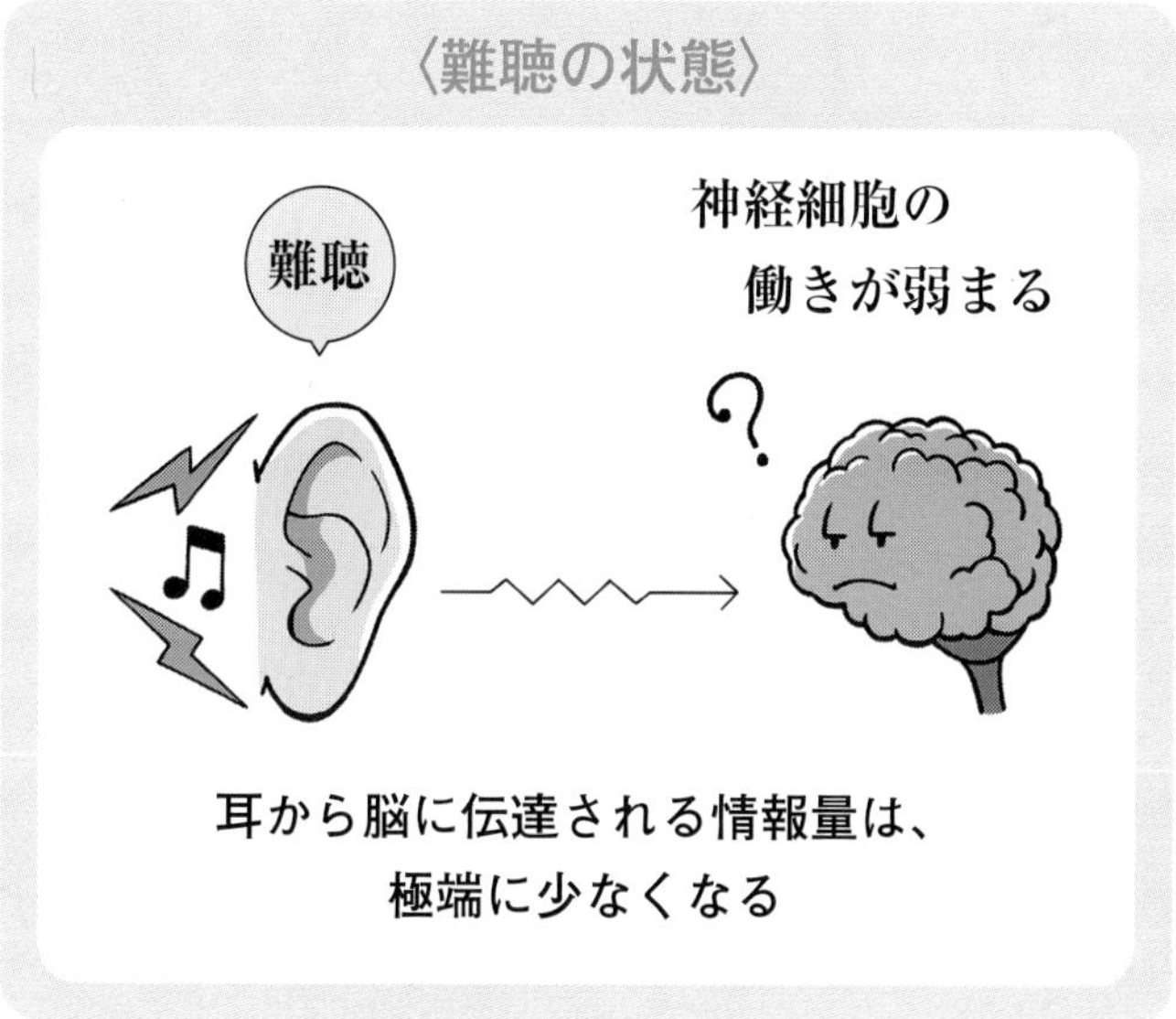
〈難聴の状態〉
難聴
神経細胞の
働きが弱まる
耳から脳に伝達される情報量は、
極端に少なくなる

と、会話についていけない寂《さび》しさを訴《うった》える患《かん》者《じゃ》さんは少なくありません。

外出した時も、耳が聞こえないと、近づいてくる車の音や駅のホームのアナウンスなどを聞き取れず、危険を察知する能力が低下します。こうしたことが障害となって、ついつい外に出るのがおっくうになります。このようにして社会的に孤立《こりつ》し、次第《しだい》に抑《よく》うつ状態《じょうたい》に陥《おちい》っていくのです。これらもまた、認知症《にんちしょう》が発症《はっしょう》する危険因子と考えられています。

このようなことから、「難聴《なんちょう》になると認知《にんち》症《しょう》のリスクが高まる」といわれているのです。

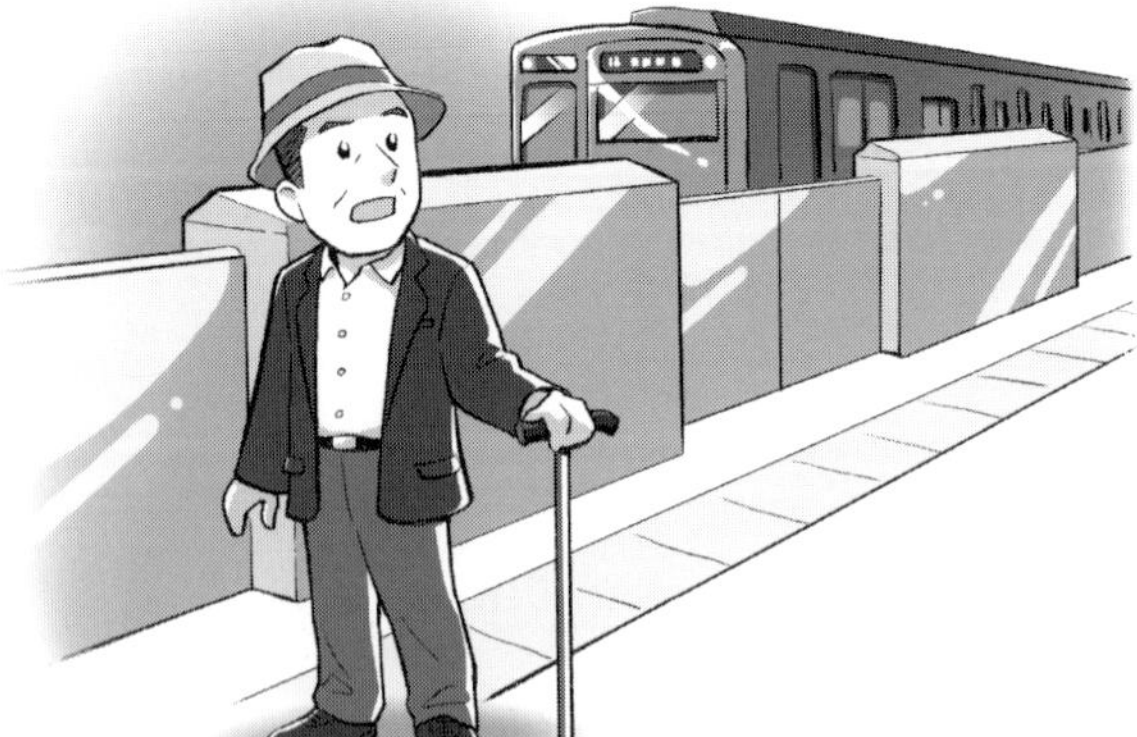

難聴への対処こそ、積極的な認知症予防

アメリカのジョンズホプキンス大学の研究（二〇一一年）では、軽度難聴者《けいどなんちょうしゃ》の認知症発症《にんちしょうはっしょう》リスクは通常の二倍、中等度難聴者《ちゅうとうどなんちょうしゃ》では三倍に上がると発表されています。

他にも、脳の容積と難聴《なんちょう》の関係を調べた研究では、難聴《なんちょう》の場合は、そうでない場合と比べて、脳が萎縮《いしゅく》する進行が早いという結果が発表されています。

また、難聴《なんちょう》になると、脳の中の、記憶《きおく》にかかわる機能を受け持つ器官である「海馬《かいば》」の萎縮《いしゅく》も進むという説もあります。

しかし、これらのことは逆に考えると、**難聴《なんちょう》にきちんと対処していくことが**

できれば、認知症《にんちしょう》を積極的に予防していけることを表しています。

難聴《なんちょう》に正しく向き合い、良好な「聞こえ」を維持《いじ》することが、認知症予防《にんちしょうよぼう》への有効な手立てとなるのです。

では次に、そもそも難聴《なんちょう》とは何なのか?
どうして難聴《なんちょう》になるのか?
難聴《なんちょう》にならないためにはどうすればよいのか。
それらについて考えてみましょう。

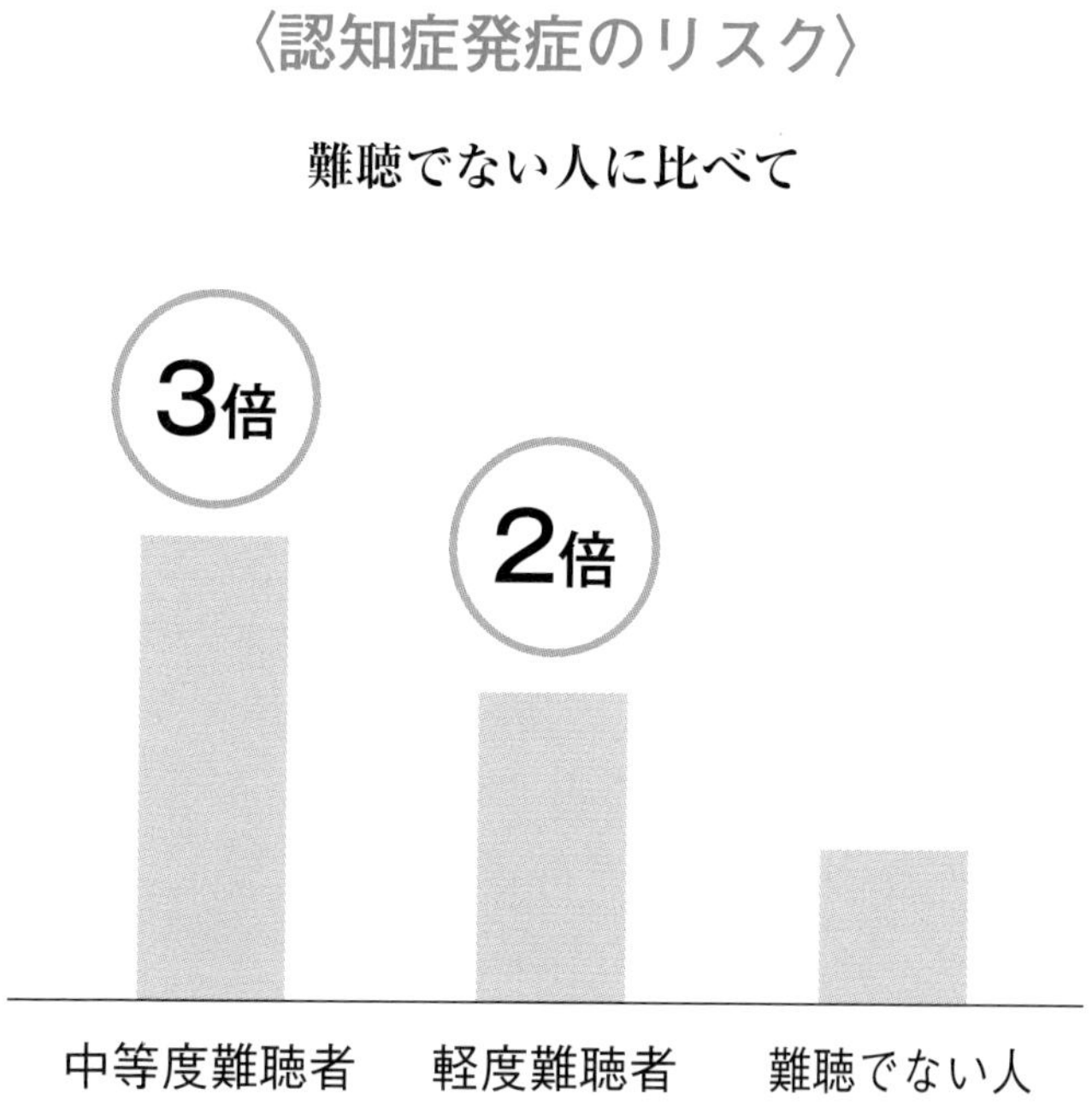

アメリカのジョンズホプキンス大学の研究（2011年）

第3章

手遅れになる前に！難聴の原因と予防法

難聴には、さまざまな種類がある

「難聴《なんちょう》」とは、音が聞こえにくい、言葉が聞き取りにくい、全く聞こえない症《しょう》状《じょう》のことですが、難聴《なんちょう》をひとくくりにしてしまうと、対応を誤ることがあります。難聴《なんちょう》にはさまざまな種類があることを知り、適切に対応することが必要です。

耳は、大きく「外耳《がいじ》」「中耳《ちゅうじ》」「内耳《ないじ》」の三つの部分に分けられます。

◎**外耳《がいじ》**＝耳の入り口から鼓膜《こまく》までの部分
◎**中耳《ちゅうじ》**＝鼓膜《こまく》から内耳《ないじ》までの部分
◎**内耳《ないじ》**＝蝸牛《かぎゅう》と三半規管などがある部分

外耳《がいじ》と中耳《ちゅうじ》は音を伝える役割を、内耳《ないじ》は音を感じて脳に伝える役割をしています。難聴《なんちょう》は、これら耳のどこか、あるいは脳や、脳と耳をつなぐ神経に障害が起きることで発症《はっしょう》します。

難聴《なんちょう》には、医学的な治療《ちりょう》で回復が可能なものと、そうでないものがあります。

この本では、薬や手術などで回復が可能な難聴《なんちょう》の中でも症例《しょうれい》の多い「急性低音障害型感音難聴《きゅうせいていおんしょうがいがたかんおんなんちょう》」について、詳《くわ》しく説明したいと思います。

〈耳の構造〉

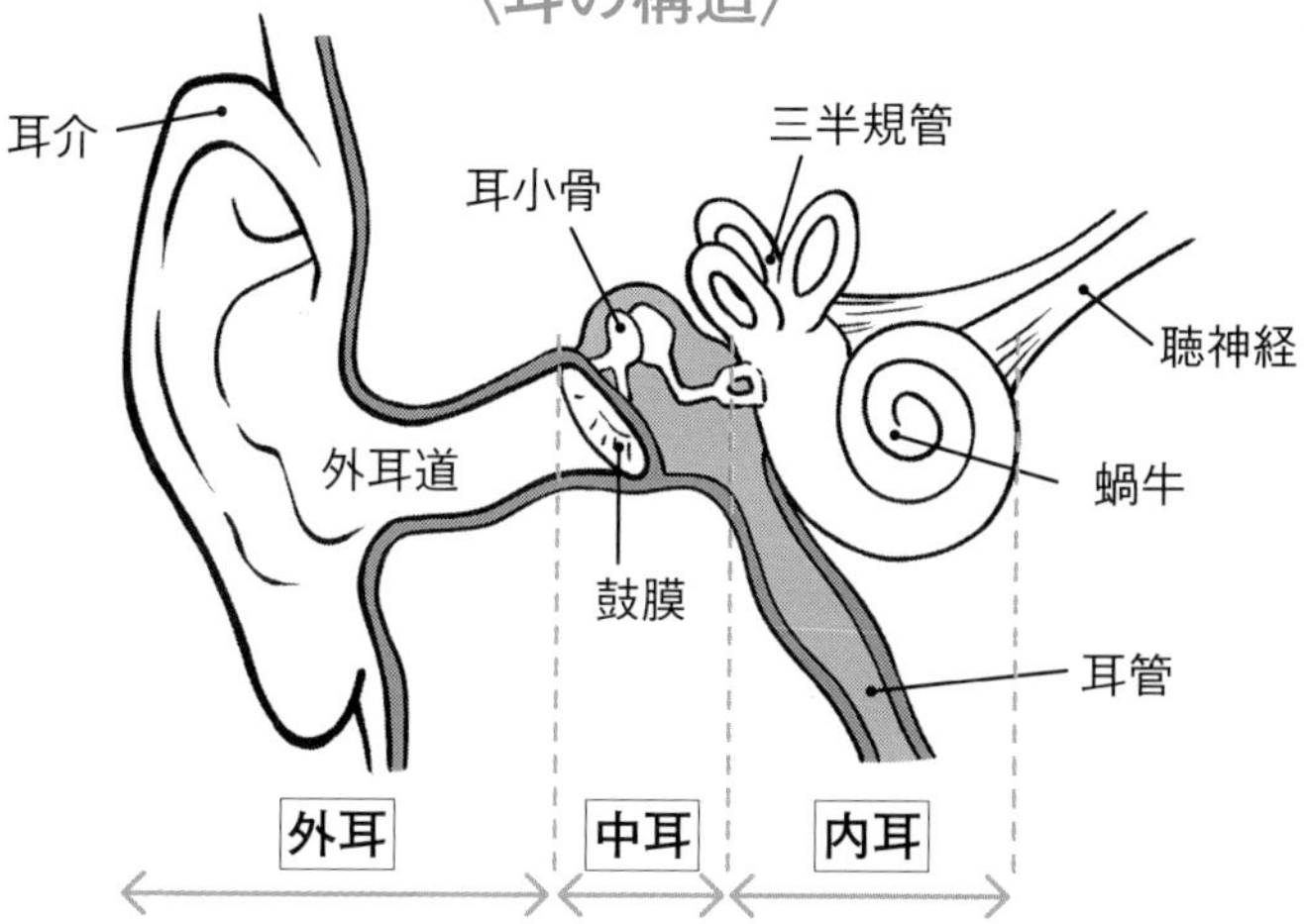

続けて、医学的治療《いがくてきちりょう》を施《ほどこ》しても回復が不可能な難聴《なんちょう》、つまり日々の生活の中で、「気づかないうちに進んでいく難聴《なんちょう》」の、主な三つの原因についても詳《くわ》しく見ていきます。

回復が可能な難聴への対処

急性低音障害型感音難聴

低い周波数の音だけが急に聞こえにくくなるのが、急性低音障害型感音難聴《きゅうせいていおんしょうがいがたかんおんなんちょう》です。あらゆる年代に起きますが、比較的《ひかくてき》若い二十代、三十代の女性に多いといわれます。しかし最近では、五十代、六十代、さらにそれ以上の高齢者《こうれいしゃ》にも増えてきています。

症状《しょうじょう》は人によって多少異なりますが、

- **耳に水が入ったような感じ**
- **周りや自分の声が響《ひび》く**
- **「ゴーッ」という低い音の耳鳴り**

などが現れ、軽いふらつきが出ることもあります。

睡眠不足《すいみんぶそく》、ストレス、慢性的《まんせいてき》な疲《つか》れなどが原因で起こります。五十歳以上の方では、年齢《ねんれい》に伴《ともな》う動脈硬化《どうみゃくこうか》、体力の低下が関係している場合があると、私は考えています。

発病のメカニズムには、大きく分けて、内耳《ないじ》のリンパ液の流れが悪くなる場合と、内耳《ないじ》の血液の流れが悪くなる場合の二種類があります。

●内耳のリンパ液の流れが悪くなる場合

睡眠不足《すいみんぶそく》、ストレス、体の慢性的《まんせいてき》な疲《つか》れが蓄積《ちくせき》すると、内耳《ないじ》にリンパ液をためるホルモンが過剰《かじょう》に分泌《ぶんぴつ》され、内耳《ないじ》がリンパ液でむくんだ状態になります。そのむくみが原因となって難聴《なんちょう》が発症《はっしょう》します。

治療《ちりょう》としては、ステロイド剤《ざい》が効果を発揮することが多いのですが、たまりすぎた内耳《ないじ》のリンパ液を排泄《はいせつ》する薬としては、利尿剤《りにょうざい》がよく用いられます。リンパ液がたまりすぎないように体を整える働きのある、漢方薬「五苓散《ごれいさん》」を処方することもあります。

内耳の血液の流れが悪くなる場合

急性低音障害型感音難聴《きゅうせいていおんしょうがいがたかんおんなんちょう》の中には、動脈硬化《どうみゃくこうか》、低血圧、年齢《ねんれい》に伴《ともな》う体力低下などが原因となって、内耳《ないじ》の血液の流れが悪くなり難聴《なんちょう》が発症《はっしょう》する場合があります。

動脈硬化《どうみゃくこうか》が関係しているような場合や、低血圧などの場合は血液の流れをよくする薬が有効です。しかし何よりも、定期的な有酸素運動を心掛《こころが》けた生活習慣が大切です。食事、運動、睡《すい》眠《みん》などで改善すべき点があれば、ぜひ取り組ん

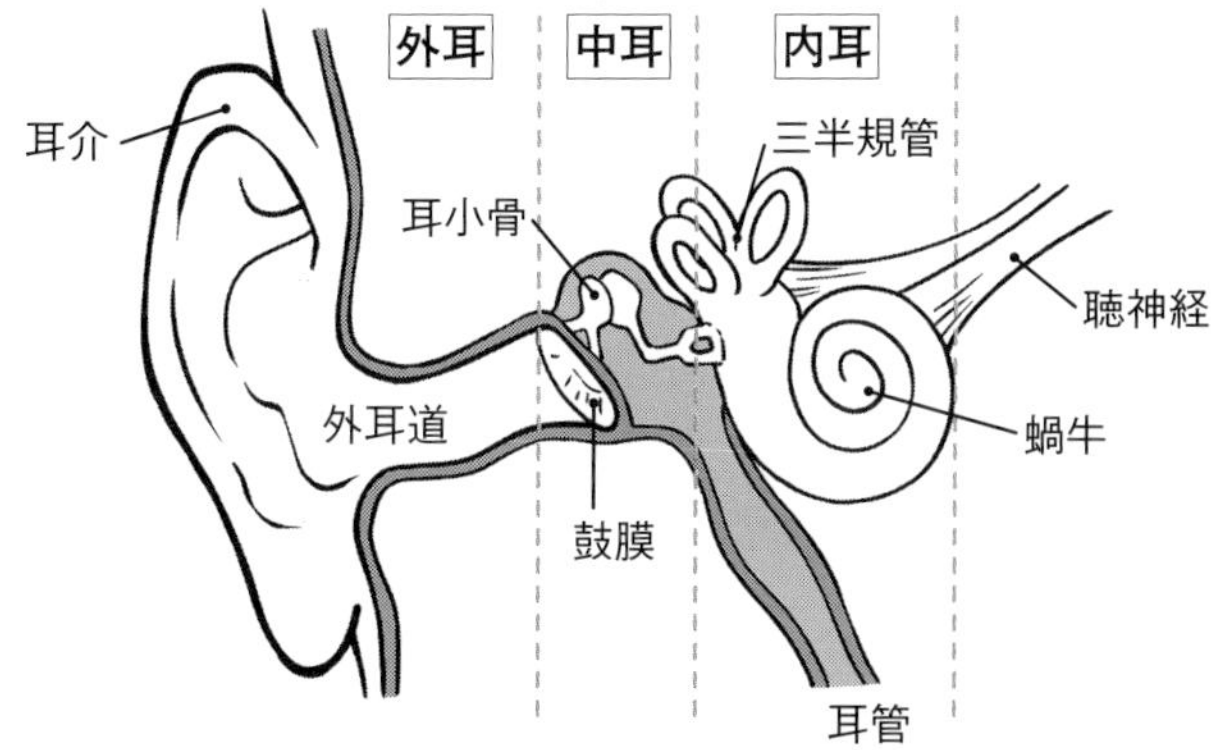

でいただきたいと思います。

年齢《ねんれい》に伴《ともな》う体力低下などで内耳《ないじ》の血液の流れが悪くなっている場合や、一カ月間にわたり薬を服用しているのに治らない人には、漢方薬「人参養《にんじんよう》栄湯《えいとう》」が効果的な場合があります。

◆　◆　◆

リンパ液の流れが悪くなっている場合は、十日から二週間程度で治ることがほとんどですが、血液の流れが悪くなっている場合は一カ月から二カ月程度、比較的《ひかくてき》長い期間が必要になります。治療《ちりょう》の途中《とちゅう》で聴力《ちょうりょく》が変動する人は、数カ月かかるものと考え、気長に取り組んでください。私の経験では、一年以上治らなかった患者《かんじゃ》さんが、漢方薬で完全に治った例もありました。

また、ほとんどの急性低音障害型感音難聴《きゅうせいていおんしょうがいがたかんおんなんちょう》には、精神的、あるいは肉体的な疲《つか》れが関係しています。「疲《つか》れをためない生活」は、治療《ちりょう》にも予防にも、とても大切なことです。

回復が不可能な難聴への対処

生活の中で、気づかないうちに進んでいく難聴の、主な三つの原因

次に、日々の生活の中で気づかないうちに進んでいく難聴《なんちょう》について見ていきましょう。

多くの人は「年を取れば誰《だれ》でも耳は遠くなる。それは避《さ》けられない」と考えていると思いますが、果たしてそうでしょうか？

高齢《こうれい》になっても、若い頃《ころ》と同じような聴力《ちょうりょく》を維持《いじ》している人もいますから、「誰《だれ》でも耳が遠くなる」わけではありません。

「加齢《かれい》とともに難聴《なんちょう》になる傾向《けいこう》は否定できないが、人によって大きな差がある」

といったところです。

以上のようなことを念頭に、生活の中で、気づかないうちに進む難聴《なんちょう》の、主な三つの原因と対策を説明していきたいと思います。

原因1 大きな音を聞き続けること

耳は皆《みな》さんが考えられているより、はるかにデリケートな器官です。大きな音で耳を刺激《しげき》し続《つづ》ければ、耳は確実にダメージを受けます。

対策

現代社会は、車の音や工事の音など、さまざまな騒音《そうおん》に満ちています。さらにロックコンサートやスポーツイベントなど、大勢の人が集まって上げる歓声《かんせい》や、オーディオ機器からの音楽に耳がさらされる機会も数多くあります。これらはすべて、人工的に作り出された音です。

耳はとてもデリケートな感覚器官です。非常に小さくやわらかい音から、非常に大きな音まで、さまざまな強さの音を聞き分けることができます。それゆえ近年の急激な「音環境《おとかんきょう》」の変化は、耳にとって大きなストレスとなっていることは疑いありません。人類の歴史を百万年として、今日《こんにち》のように音があふれる時代を人類が経験したのは、せいぜいここ五十年程度にすぎません。それまで慣れ親しんできた音環境《おとかんきょう》を、はるかに超《こ》える音にさらされることは、聴覚《ちょうかく》にとって有害であることを示す科学的証拠《かがくてきしょうこ》も積み上げられています。

ここに一つの目安として、耳が許容できる音の大きさと時間を、一覧表にして示しておきます（左ページ）。

例えば、イヤホンやヘッドホンで楽しんでいるパーソナル・オーディオ機器の一般的《いっぱんてき》な音量は七五〜一〇五ｄＢ《デシベル》、ディスコ、バー、クラブでは一〇四〜一一二ｄＢ《デシベル》。ロックコンサートではさらに高いレベルになります。二〇一〇年の

〈耳が許容できる音の大きさと時間〉

騒音の音	dB	1日での許容時間
時計の針の音	20	
ささやき声	30	
冷蔵庫の音	40	
普通の会話	60	
エアコンの音	65	
洗濯機の音	70	
掃除機の音	75	
目覚まし時計、地下鉄内	80	
車が激しく行き交う騒音	85	8時間
芝刈り機	90	2時間30分
オートバイ	95	47分
ヘアドライヤー、電車の高架橋の下、クラクション	100	15分
音楽プレイヤーの最高音量	105	4分
耳元での大声	110	1分30秒
ロックコンサート	115	28秒
トランペット	120	9秒
ジェット機	130	
爆竹	150	

一般社団法人日本耳鼻咽喉科頭頸部外科学会、世界保健機構（WHO）の発表資料を基に作成

FIFAワールドカップの平均騒音《へいきんそうおん》は一〇〇・五dB《デシベル》に達していました。

対策は言うまでもなく、イヤホンなどで音楽を聴《き》く時は、大きな音はできるだけ控《ひか》えることです。うるさい電車の中で、イヤホンを使って音楽を聴《き》いていると周囲の騒《そう》音《おん》に負けないよう、ついボリュームを上げてしまうので、特に注意が必要です。

仕事などで、騒音環境《そうおんかんきょう》にいなくてはならない時には、耳栓《みみせん》を使うことをお勧《すす》めします。

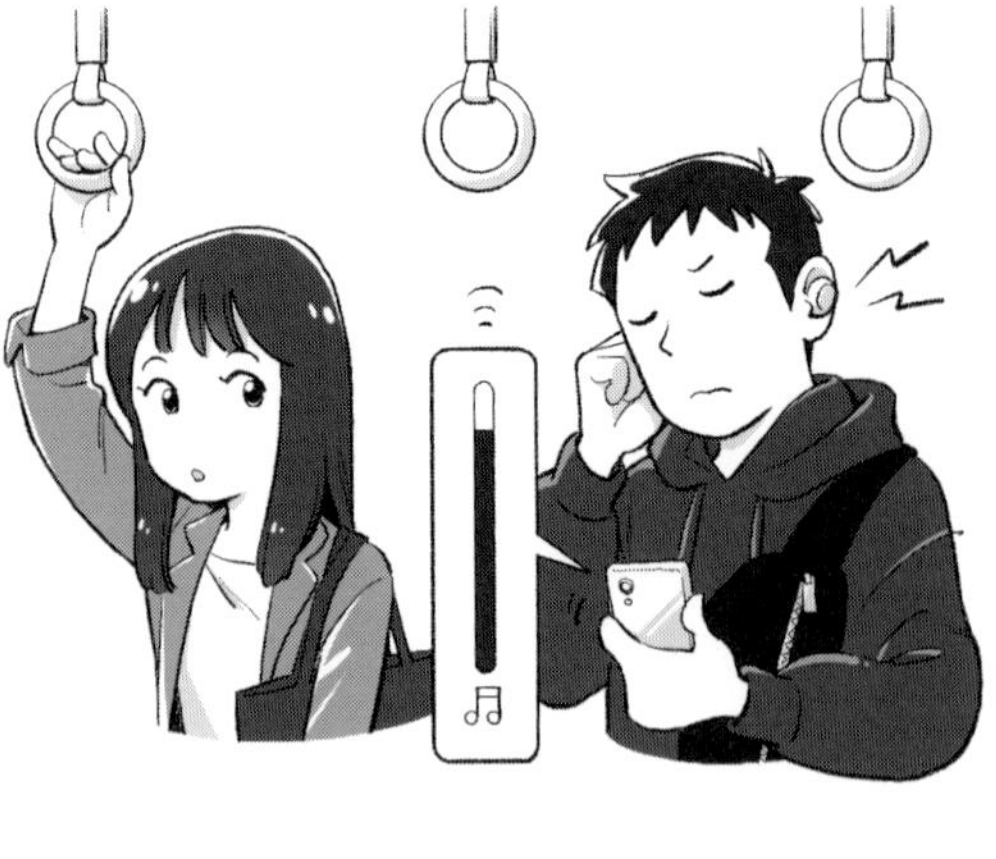

原因2
動脈硬化

動脈硬化《どうみゃくこうか》とは、血管が硬《かた》くなったり、詰《つ》まったりすることで、血液の流れが悪くなる状態のことをいいます。血管が詰《つ》まるのは、血管の内部にコレステロールなどの汚《よご》れがたまって、血液の通り道を塞《ふさ》いでしまうからです。動脈硬化《どうみゃくこうか》は、全身の血管で起こり、細い血管ほど、少し汚《よご》れがたまっただけで血液の流れが悪くなりやすくなります。特に、耳には細かな血管が縦横に走っているため、動脈硬化《どうみゃくこうか》で血流が悪くなると、耳の神経や細胞《さいぼう》の働きが鈍《にぶ》くなり、難聴《なんちょう》になってしまうのです。

したがって、若い人であっても、動脈硬化《どうみゃくこうか》による難聴《なんちょう》は起きる可能性があります。

「難聴《なんちょう》とは高齢者《こうれいしゃ》特有の症状《しょうじょう》」と考えるのは、明らかに誤りです。だから四十代や五十代の比較的《ひかくてき》若い人であっても難聴《なんちょう》となり、それが原因の一つとなって認知症《にんちしょう》を発症《はっしょう》する可能性は十分に考えられます。

対策

動脈硬化《どうみゃくこうか》の原因となる脂質異常症《ししついじょうしょう》（血中コレステロールや中性脂肪《ちゅうせいしぼう》の増加）や高血圧、糖尿病《とうにょうびょう》などの生活習慣病の予防に努めることが必要です。肥満や喫《きっ》煙《えん》、過度の肉体的・精神的ストレスなどを除いたり、減《へ》らしたりしていく努力も欠かせません。

ウォーキングや水泳、エアロビクスなどの有酸素運動を生活に取り入れ、ふだんの食事や睡眠《すいみん》に気をつけることで、動脈硬化《どうみゃくこうか》の発生や進行を抑《おさ》えていきましょう。

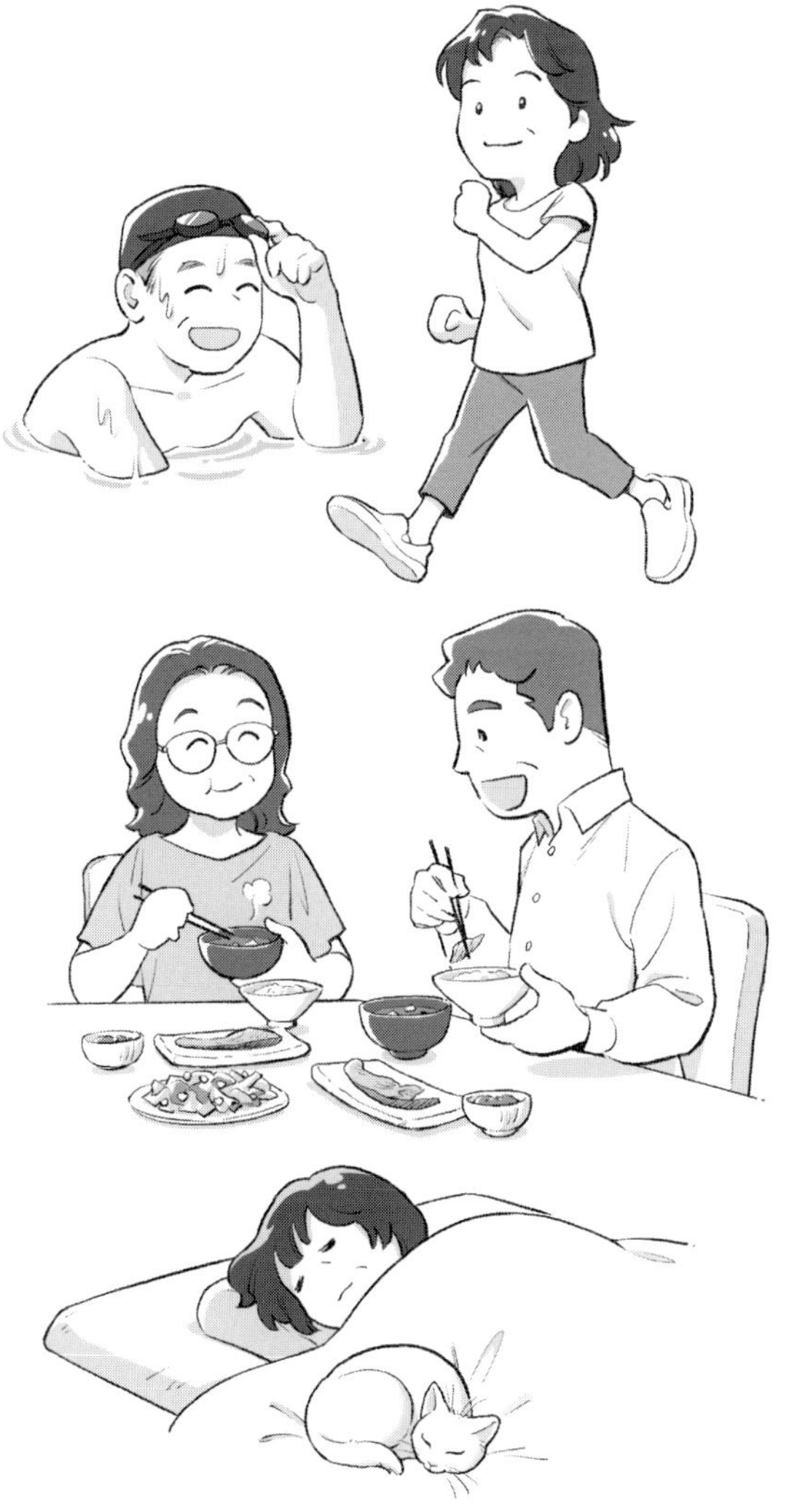

原因③

加齢

加齢《かれい》によって、内耳《ないじ》の中にある細胞《さいぼう》や神経経路に劣化《れっか》や障害が起こり、音を伝える働きが弱くなったり、脳が音を認知《にんち》する能力が低下したりします。このような複数の原因が絡《から》み合《あ》って難聴《なんちょう》が起きると考えられています。

対策

老化による聴覚機能低下《ちょうかくきのうていか》には、残念ながら根本的な治療法《ちりょうほう》はありません。ただ、中耳炎《ちゅうじえん》や治る病気が原因となって難聴《なんちょう》が進行している場合もありますので、「聞こえにくくなったのは年のせい」と決めつけず、専門医の診断《しんだん》を受けることをお勧《すす》めします。

加齢性難聴《かれいせいなんちょう》は、誰《だれ》にでも起こりうるものですが、先述したように騒音《そうおん》や動脈《どうみゃく》硬化《こうか》への対策をとることで、進行を遅《おく》らせることは十分に可能です。

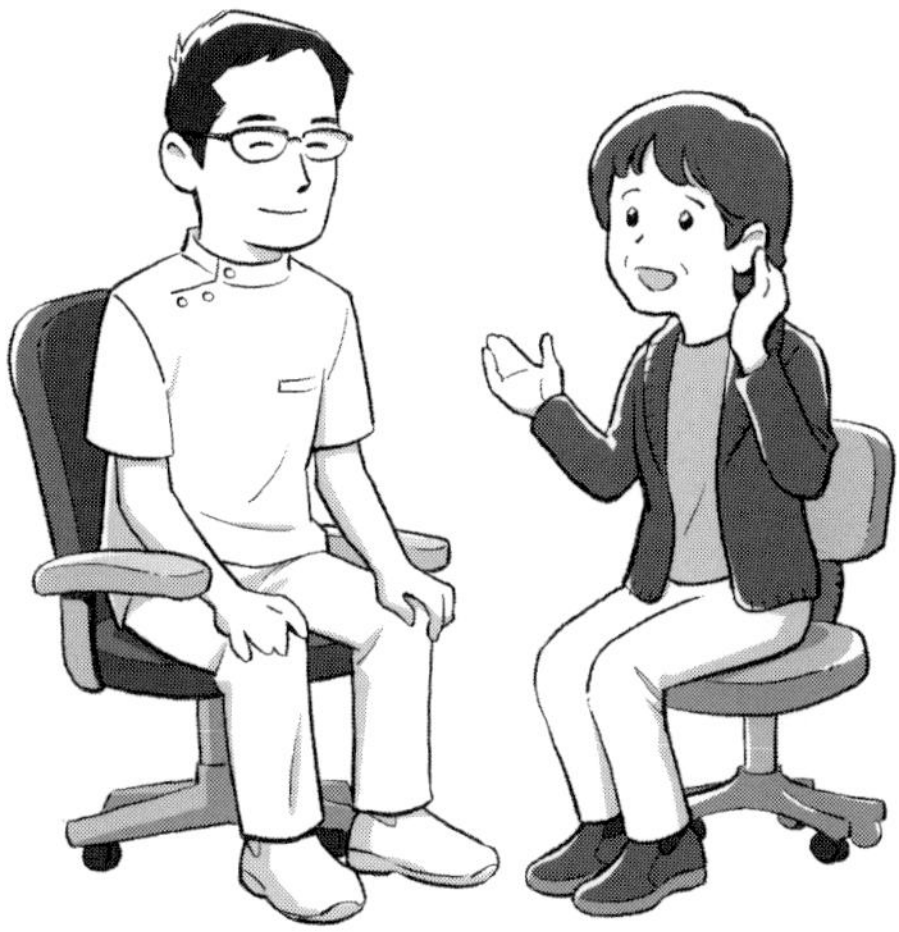

それでも難聴になってしまったら？

こうした努力にもかかわらず難聴《なんちょう》になってしまったら……？

残念ながら、難聴《なんちょう》の治療《ちりょう》が遅《おく》れ、神経が衰《おとろ》えてしまった場合、聴力《ちょうりょく》の回復は期待できません。

難聴《なんちょう》になってしまった場合の対策は、限られた道しかありません。つまり「医学的な治療《ちりょう》（回復可能な病気に限られます）」か、それが不可能だった場合は「補聴器《ほちょうき》」による「聴《き》こえの改善」、この二つです。

補聴器をつければ、認知症の発症を抑えることができる

さて、補聴器《ほちょうき》を用いて「聴《き》こえ」を改善することはできますが、補聴器《ほちょうき》をつければ、認知症《にんちしょう》を予防できるのでしょうか？

このテーマをめぐって、今、世界の医学界では、さまざまな研究が行われています。

二〇一五年には海外で、次のような三つのグループを追跡調査《ついせきちょうさ》した結果が発表されました。

①「難聴《なんちょう》だが補聴器《ほちょうき》なし」のグループ

②「難聴《なんちょう》だが補聴器使用《ほちょうきしよう》」のグループ

③「難聴《なんちょう》なし」のグループ

これら三つのグループの認知機能《にんちきのう》の変化を二十五年間にわたって調べたのです。その結果は、次のとおりでした。

● 「①難聴《なんちょう》だが補聴器《ほちょうき》なし」のグループの認知機能《にんちきのう》は、「③難聴《なんちょう》なし」のグループに比べて低下した。

● 「②難聴《なんちょう》だが補聴器使用《ほちょうきしよう》」のグループの認知機能《にんちきのう》は、「③難聴《なんちょう》なし」のグループと違《ちが》いはなかった。

ちょっと分かりにくい表現ですが、簡単に言えば

「補聴器《ほちょうき》を使うことで認知機能《にんちきのう》の低下を防ぐことができた」

と、報告されたのです。

けれども、「補聴器《ほちょうき》を使えば、必ず難聴《なんちょう》の人が認知症《にんちしょう》になるのを予防できる」と確証をもって言えるかどうかについては、まだ医学的な根拠《こんきょ》が十分ではなく、今後の研究を待たなければなりません。しかし現段階においても、**「補聴器《ほちょうき》を使用することで、認知症《にんちしょう》の発症《はっしょう》を抑《おさ》えることができる」**ということを支持する研究が出てきています。

難聴を放置すれば認知症に！ぜひ、補聴器を使いましょう

難聴《なんちょう》を放置していたら認知症《にんちしょう》を発症《はっしょう》するおそれが高まるにもかかわらず、日本の難聴者《なんちょうしゃ》の補聴器《ほちょうき》普及率《ふきゅうりつ》は、欧米《おうべい》に比べ、はるかに低い水準にとどまっています。

「補聴器《ほちょうき》をつけることはカッコ悪い」「老いぼれた気がする」などのネガティブなイメージが強く、「聞こえなくてもガマンする」ことで、難聴《なんちょう》を放置する結果になっているのではないでしょうか。

難聴《なんちょう》を我慢《がまん》することは、百害あって一利なし。補聴器《ほちょうき》の使用を強くお勧《すす》めします。

今日《こんにち》では、さまざまなタイプの補聴器《ほちょうき》が製品化されており、性能は日々、進化しています。

日本国内では残念ながら、補聴器《ほちょうき》の購入《こうにゅう》は、一般的《いっぱんてき》な健康保険、介護保険《かいごほけん》、医療保険《いりょうほけん》でカバーされていません。

しかし難聴《なんちょう》の程度によっては、公費を適用できる場合もあります。また、医師と補聴器販売店《ほちょうきはんばいてん》とで連携《れんけい》し、補聴器《ほちょうき》を調整することで、購入費用《こうにゅうひよう》を確定申告での医療費控除《いりょうひこうじょ》として申請《しんせい》できます。詳《くわ》しくは耳鼻科《じびか》や総合病院などでご相談ください。

〈補聴器使用率〉

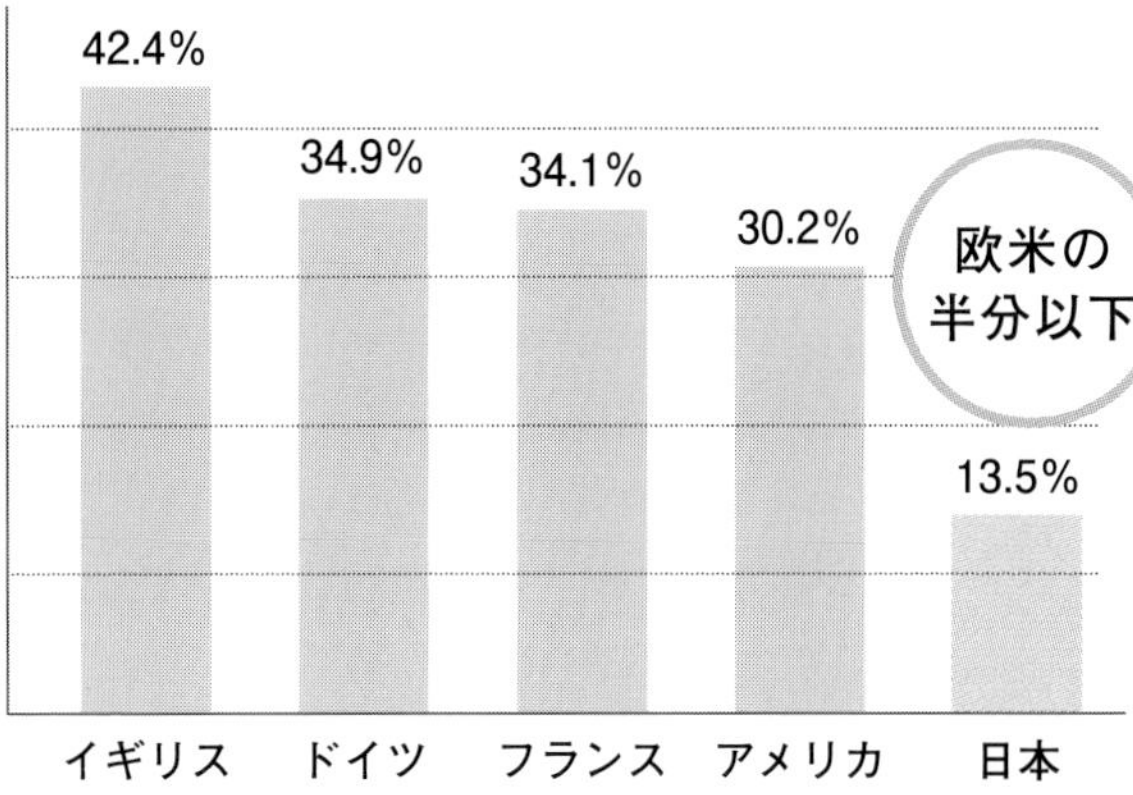

出典：Anovum-JapanTrak 2015（一般社団法人 日本補聴器工業会）

補聴器をつけても、「聞こえない」「雑音ばかり」とあきらめていませんか？
必ず、医師の指導を！

補聴器《ほちょうき》の利用について注意していただきたいことが、二つあります。

一つめは、

「**補聴器《ほちょうき》はメガネと同じようには使えない**」

ということです。

補聴器《ほちょうき》はメガネと根本的に違《ちが》います。メガネはかけた瞬間《しゅんかん》に見えますが、補《ほ》聴器《ちょうき》は二、三カ月の時間をかけて「体になじむよう音量を調整していく」必要があるからです。また、利用者本人も徐々《じょじょ》に音を聞き取れるようにトレーニングをしなくてはなりません。

二つめは、

「まず病院で受診《じゅしん》。そのうえで紹介《しょうかい》された店で購入《こうにゅう》する」

ということです。

利用者の状態を観察する医師の指導のもと、業者によるきめ細かな調整を経て、その人にぴったりフィットする補聴器《ほちょうき》が完成するのです。

調整されず、なじまない補聴器《ほちょうき》だと、聞こえてくるのは雑音ばかり、ということもよくあります。その結果、「つけたのに聞こえない」と使用をあきらめてしまう人も少なくありません。耳鼻咽喉科《じびいんこうか》の医師の中には、補聴器《ほちょうき》のスペシャリストである「補聴器相談医《ほちょうきそうだんい》」の資格を取得した人も増えています。病院を選ぶ際の参考になさってください。

体温計の「ピピッ」という音が聞こえますか？
難聴のサインを、自分で調べる方法

難聴《なんちょう》には軽度、中等度、高度、重度という段階があります。

鳥のさえずりや人の小さめの話し声は聞こえないが、近くの人との会話や犬の鳴き声なら聞こえる場合は軽度難聴《けいどなんちょう》。

少し大きめの声で話してもらわないと聞こえにくくなったら中等度難聴《ちゅうとうどなんちょう》です。

耳元で大声を出さないと聞こえないのは高

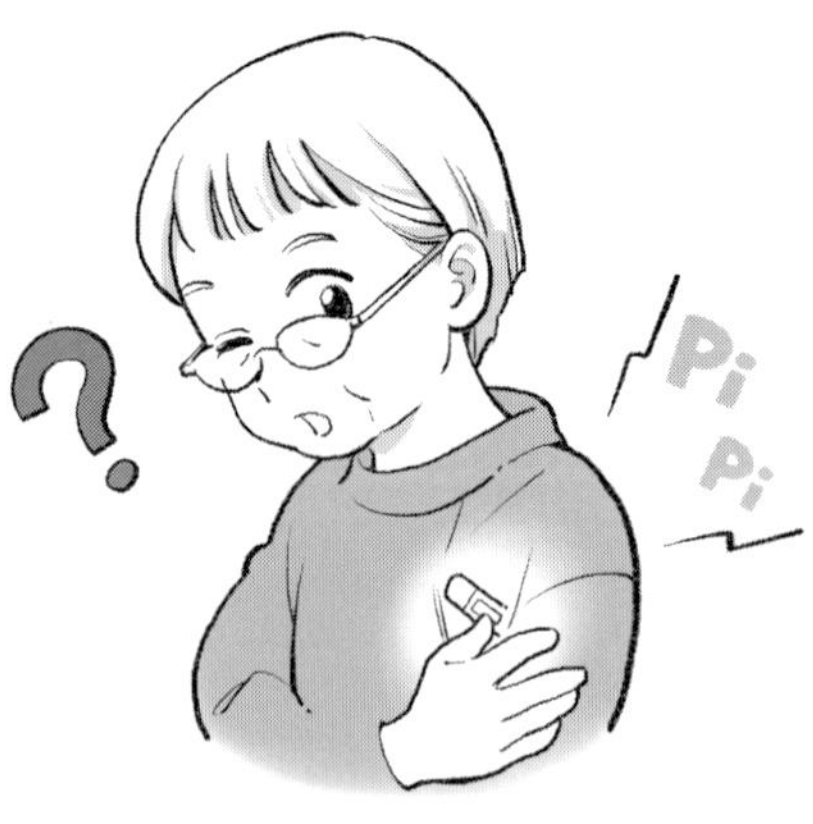

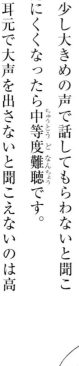

度または重《じゅう》度《ど》難聴《なんちょう》です。

また、加齢性難聴《かれいせいなんちょう》は高い周波数の音から聴力《ちょうりょく》が低下しますので、体温計の「ピピッ」という音が聞こえず、難聴《なんちょう》になり始めていることに気づく人が少なくありません。

インターネットのYouTube《ユーチューブ》でも聴力《ちょうりょく》診断《しんだん》をしている動画があります。

これらの動画は、閲覧《えつらん》するスマホやパソコンのボリューム次第《しだい》で聞こえ方が違《ちが》ってきますから、あくまでも一つの目安として利用してください。

〈やってみよう！　耳年齢テスト〉

あなたはどこまで聞こえる？？
耳年齢診断（聴力測定）

モスキート音『耳年齢テスト』
20代以下（～20000Hz）まで測定可能

第4章

動脈硬化↓難聴↓認知症 この連鎖から、いかにして脱するか

ちょっとおさらい

ここで、これまで述べてきたことを振《ふ》り返《かえ》ってみましょう。

※世界で最も高齢化《こうれいか》が進んだ日本。私たちにとって認知症《にんちしょう》は、まさに「**自分ごと**」の問題です。

※ひとたび認知症《にんちしょう》になってしまうと、完治はとても難しい。

※そこで重要になってくるのが「**予防**」です。

※かねてより認知症予防《にんちしょうよぼう》には、栄養状態やライフスタイルの改善、学びによる認知機能《にんちきのう》の活性化などが有効であると、経験的に知られてきました。

※この経験から得た見解に科学の光を当てた画期的な研究成果が、二〇一七年、世界的権威《せかいてきけんい》のある医学雑誌『ランセット』に発表されました。

※それは「難聴《なんちょう》は認知症《にんちしょう》の重大な原因となる」「認知症患者《にんちしょうかんじゃ》の約九パーセントは、難聴《なんちょう》が原因で発症《はっしょう》する」というものでした。

※この発表を皮切りに、難聴《なんちょう》と認知症《にんちしょう》の関係についての研究は急速に進みました。

※専門家の中には「認知症《にんちしょう》の約八割は難聴《なんちょう》の放置が背景にある」と唱える人もいます。
いずれにせよ「難聴予防《なんちょうよぼう》が認知症予防《にんちしょうよぼう》に大きな意味を持つ」ことが明らかになってきたのです。

※ではどのようにすれば、難聴《なんちょう》を予防することができるのでしょうか？

※まず、「大きな音を聞かない」、
次いで「耳の病気はきちんと治す」、
そして「動脈硬化《どうみゃくこうか》に気をつける」ことが大切です。

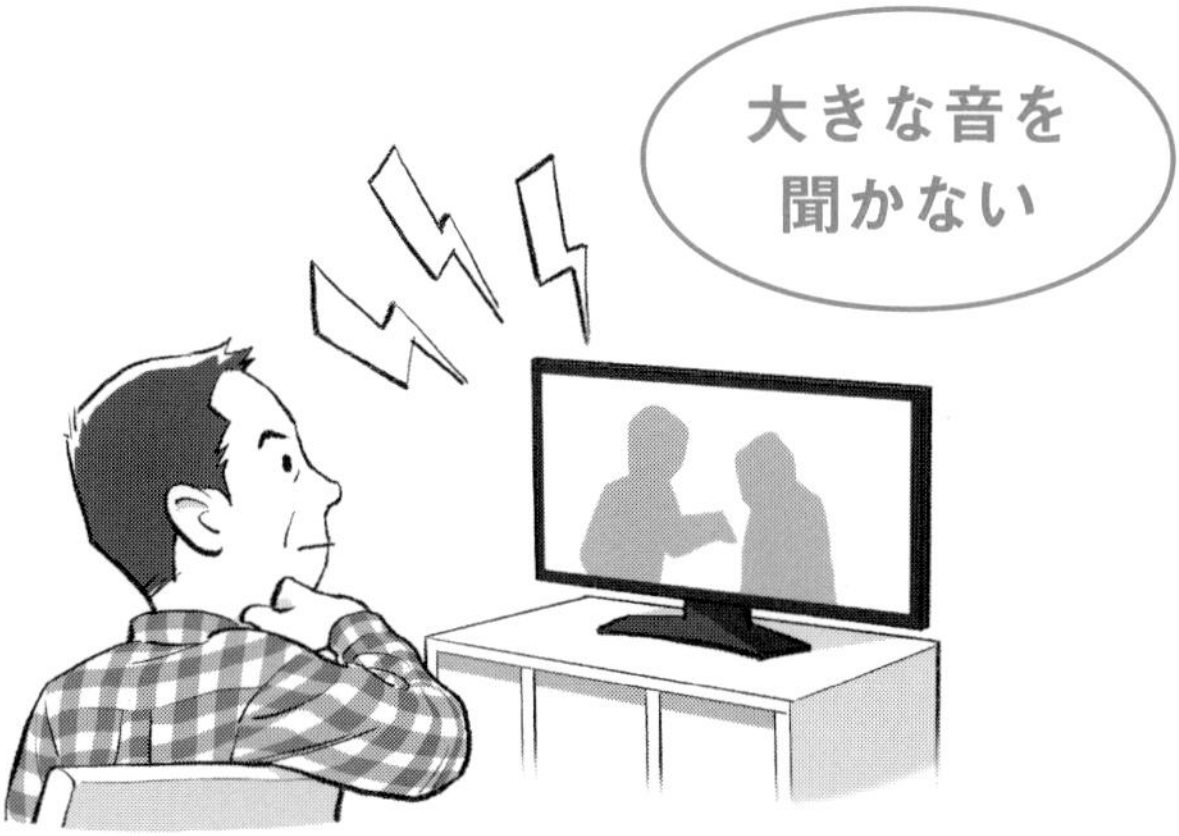
大きな音を
聞かない

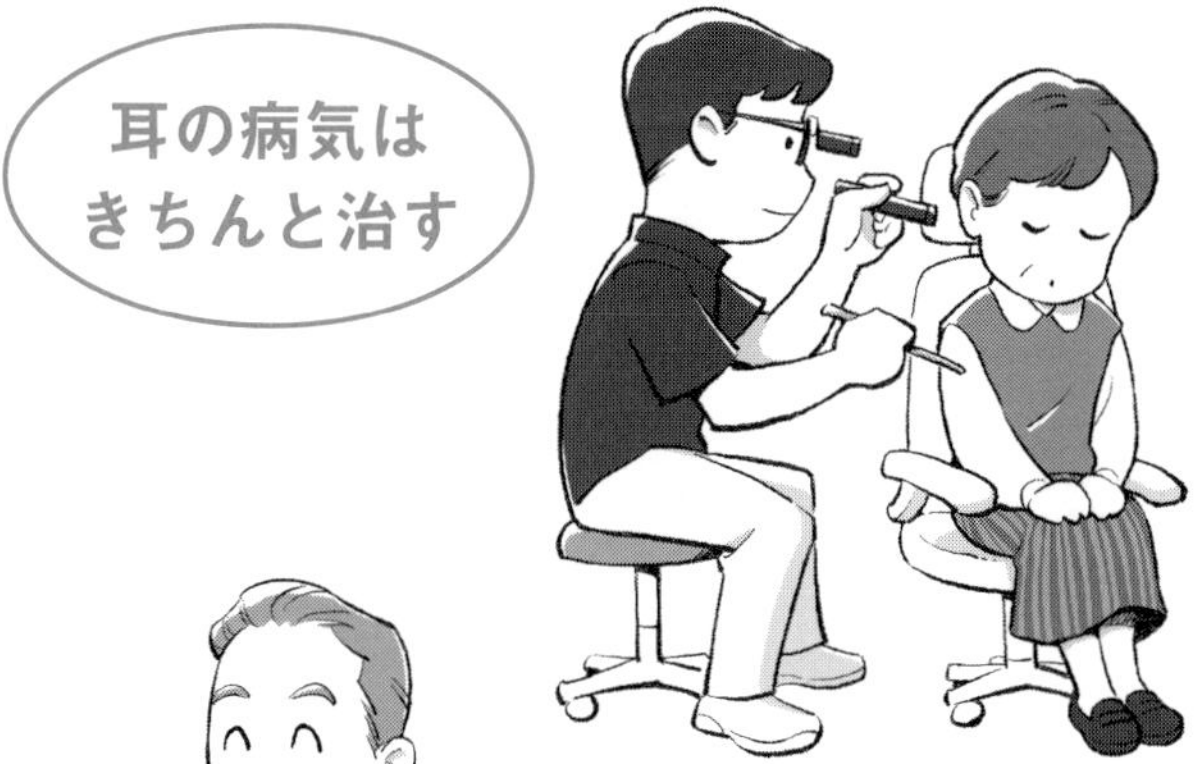
耳の病気は
きちんと治す

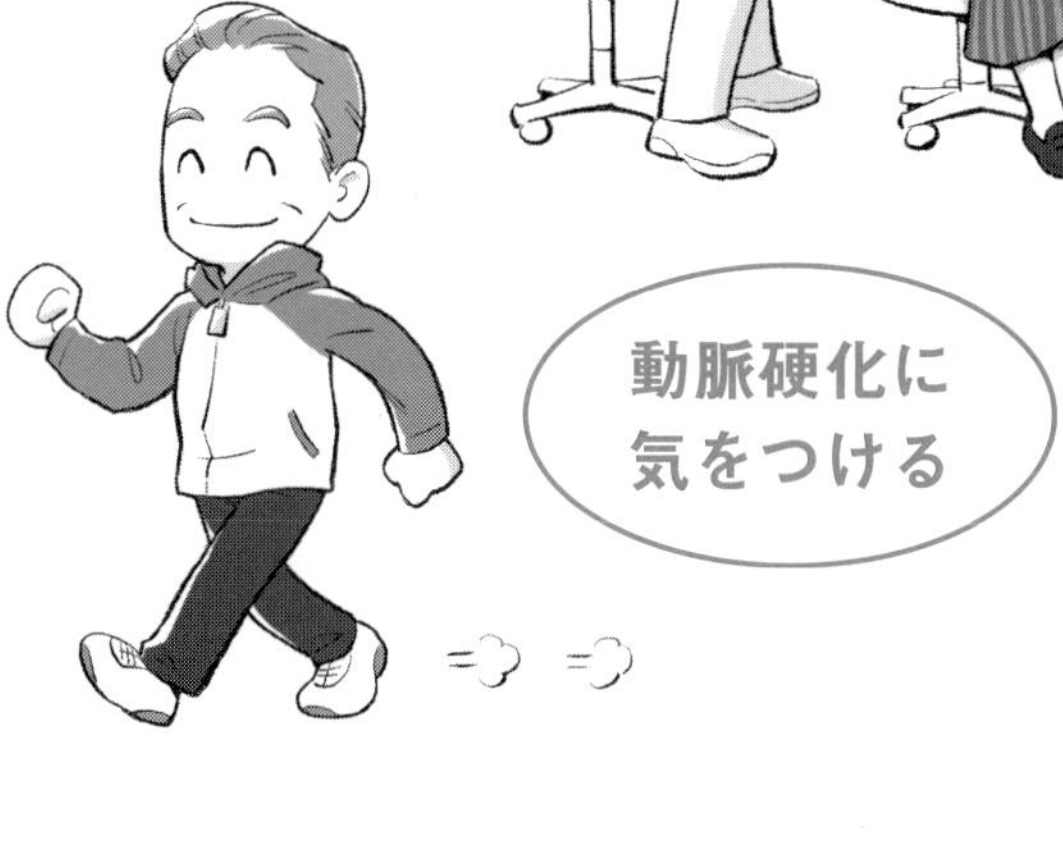
動脈硬化に
気をつける

「年を取るから難聴になる」は間違い

この本では、認知症《にんちしょう》と難聴《なんちょう》の極《きわ》めて深い関連性について、最新医学の見解を紹介《しょうかい》してきました。そして、難聴《なんちょう》の原因として最も多いとされるのが「動脈硬《どうみゃくこう》化《か》」です。

「加齢性難聴《かれいせいなんちょう》」「老人性難聴《ろうじんせいなんちょう》」という症状《しょうじょう》があるように、多くの人は「年を取れば、誰《だれ》でも多かれ少なかれ難聴《なんちょう》になるものだ」と思っています。

確かに、加齢《かれい》によって徐々《じょじょ》に、高い音から聞こえにくくなっていくことは事実です。しかし、すべての高齢者《こうれいしゃ》が難聴《なんちょう》になるのかといえば、そうとは言い切れません。「年を取るから難聴《なんちょう》になる」のではなく、

「年を取ると動脈硬化《どうみゃくこうか》になる可能性が高くなる。その動脈硬化《どうみゃくこうか》によって血流が

悪くなり、難聴《なんちょう》になる」

というのが実態です。

「認知症《にんちしょう》」と「難聴《なんちょう》」と「動脈硬化《どうみゃくこうか》」。この連鎖《れんさ》から、いかにして脱《だっ》するかが重要なポイントです。

難聴の原因、「動脈硬化」を、いかに防ぐか

私は、耳鼻科医《じびかい》として長年にわたって、難聴《なんちょう》となった患者《かんじゃ》さんの治療《ちりょう》にあたってきました。投薬や手術などの医学的な処置を施《ほどこ》すことで、難聴《なんちょう》から回復した人も多くあります。治る見込《みこ》みのない患者《かんじゃ》さんには、補聴器《ほちょうき》によって聴《き》く力《ちから》の回復を図《はか》ってきました。いずれにしても、音を聴《き》き取《と》る力を取《と》り戻《もど》した患者《かんじゃ》さんが見せる生き生きとした表情に、私は医者としての大きなやりがいと充実《じゅうじつ》

感《かん》を覚えてきました。

その一方で、そもそも難聴《なんちょう》にならないため、言《い》い換《か》えれば、動脈硬化《どうみゃくこうか》にならないために、一人の医者としてできることは何だろうか、と考えてきました。耳鼻科医《じびかい》として難聴《なんちょう》の症状《しょうじょう》に応じた治療《ちりょう》を行うこと。それと同時に、難聴《なんちょう》の原因である動脈硬化《どうみゃくこうか》にならないための情報提供や啓蒙《けいもう》を行うこと。この両方が必要だと思うのです。

「認知症《にんちしょう》」「難聴《なんちょう》」「動脈硬化《どうみゃくこうか》」の連鎖《れんさ》から脱《だっ》するために、予防医療《よぼういりょう》の観点からできることは何か。明らかにしていきたいと思います。

〈認知症、難聴、動脈硬化の連鎖〉

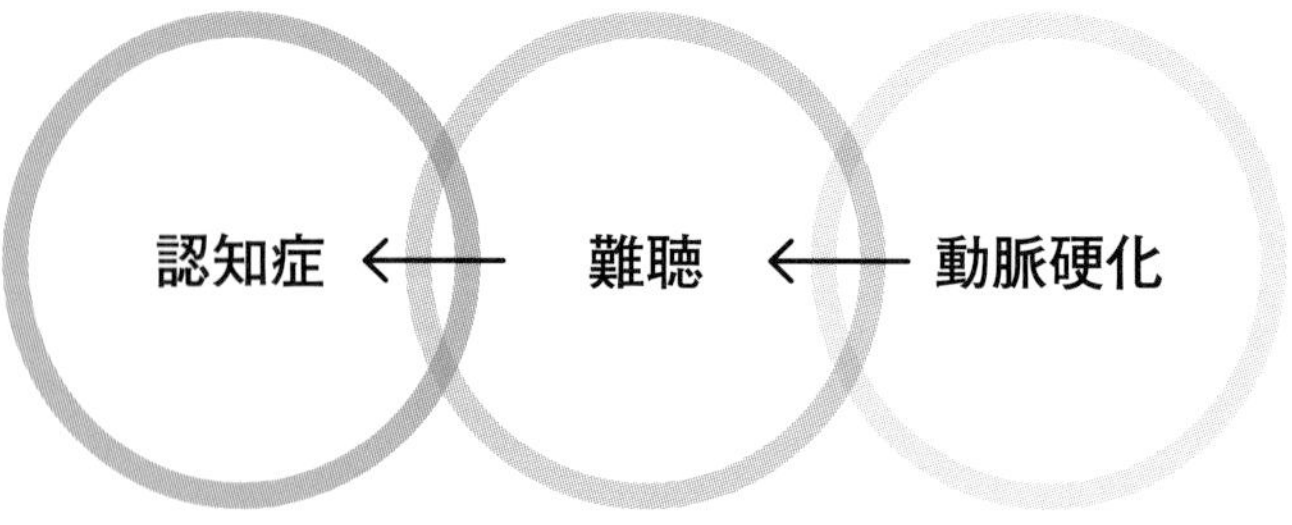

健康への秘訣を明示した
ドイツの医師・フーフェラント

これから一人の人物を紹介《しょうかい》します。この人が教えたことの中に動脈硬化《どうみゃくこうか》にならず健康を保つための秘訣《ひけつ》が凝縮《ぎょうしゅく》されているのです。

その人は、クリストフ・ヴィルヘルム・フーフェラント。十八世紀から十九世紀にかけてドイツで活躍《かつやく》した医師です。

「え？　そんな昔の人の教えが参考になるの？」と思われるかもしれませんね。

医学は十九世紀に大変革を起こし、病理菌説《びょうりきんせつ》を唱えたパスツールや、結核菌《けっかくきん》、コレラ菌《きん》を発見したコッホらによって、近代医学と呼ばれるものに進化してきました。彼《かれ》らの発見は、いずれも一八〇〇年代半ば以降のことですから、それ以前の時代のフーフェランドに、なぜ注目するのか、不思議に思われることでしょう。

確かにフーフェランドは、「近代医学以前」の人に違《ちが》いありません。けれども「以前」であるがゆえに、評価できる点がたくさんあると、私は思うのです。

何が評価できるのか？

一言でいうと、それは「全体性」ということです。

近代以降の医学は、科学技術の発展とともに人間の体を徹底的《てっていてき》に細分化し、そのメカニズムを分析《ぶんせき》してきました。さまざまな臓器に分け、細胞《さいぼう》に分け、果ては細胞《さいぼう》の中にある遺伝子も分析《ぶんせき》し尽《つ》くしたのです。

科学技術の進歩と医学の発展による素晴《すば》らしい成果だと思います。

しかしそれは、人間の体をいろいろな部品が組み合わさった機械とみなし、病気とは、その部品の故障であり、故障した部品を取《と》り換《か》えればよいとする生命観ともいえます。その場合の医療《いりょう》は、機械の「修理」に近いイメージとなります。こうした科学技術偏重《かがくぎじゅつへんちょう》の西洋医学に対する、さまざまな批判があることも事実です。

これに対し、東洋医学では、人間の体を全体的に観察し、バランスを回復させることで病気に対応しようとしてきました。

私がフーフェラントに見るのも、東洋医学などに共通する、全体的な医療《いりょう》の在り方です。科学技術が爆発的《ばくはつてき》な進化を遂《と》げる前の医師だからこそ、フーフェラントは、きめ細かく、注意深い観察眼で、人の身体や健康を見つめることができたのだと思います。

生命や身体を「全体」としてとらえるフーフェラントのまなざしは、機械の修理に近い近代医学の風潮の中にあって、私たち医療人《いりょうじん》に新鮮《しんせん》な驚《おどろ》きをもたらしてくれます。

今こそ、フーフェラントを見直すべき

クリストフ・ヴィルヘルム・フーフェラントは一七六二年にプロイセン（ドイツ）で生まれました。日本では江戸時代後期《えどじだい》にあたります。父も祖父も医師でした。

二歳の時、父がワイマール大公家の侍医《じい》に就任したので、当時のプロイセンを代表する文化都市・ワイマールに移住します。

医師になったあとは、イェーナ大学やベルリン大学の教授の他、プロイセン国王・王妃《おうひ》の侍医《じい》、詩人のゲーテやシラー、哲学者のカントなどの主治医を務め、一八三六年、七十四歳で没《ぼっ》しました。

著書も数多く執筆《しっぴつ》し、医師としての経験をもとに晩年に著《あらわ》した『医学便覧《いがくびんらん》』のオランダ語版は日本にも伝わり、江戸末期《えどまっき》の日本の「蘭学《らんがく》」、つまり西洋医学の発展に多大な影響《えいきょう》を与《あた》えました。大坂《おおさか》で蘭学《らんがく》の私塾《しじゅく》「適塾《てきじゅく》」を開いたばかりの緒方洪庵《おがたこうあん》も強く影響《えいきょう》を受けた一人でした。

洪庵《こうあん》はオランダ語版の『医学便覧《いがくびんらん》』を部分的に翻訳《ほんやく》し、『扶氏経験遺訓《ふしけいけんいくん》』と題して紹介《しょうかい》しました。この書は、瞬《また》く間に全国に広がり、医を志す多くの人々に広く読まれることになったのです。洪庵《こうあん》は『遺訓《いくん》』を適塾《てきじゅく》の教えとして長く用いました。適塾《てきじゅく》では蘭学《らんがく》を志す者だけではなく、福沢諭吉《ふくざわゆきち》や、日本赤十字社を創立した佐野常民《さのつねたみ》のような思想家、政治家たちも学んでいたので、彼《かれ》らも間接的にフーフェラントの影響《えいきょう》を受けたことは間違《まちが》いありません。

また、同時代の蘭学者《らんがくしゃ》・杉田成卿《すぎたせいけい》※も『医学便覧《いがくびんらん》』の最終章「医師の義務」の全編を翻訳《ほんやく》し、『医戒《いかい》』と題して大坂《おおさか》と江戸《えど》の出版社から刊行しました。この

※杉田成卿……『解体新書』の翻訳で有名な杉田玄白の孫

『医戒《いかい》』はその後、全文が現代語として復刻され、日本の大学で一九七〇年代くらいまで、医歯学課程の学生用のドイツ語教科書として使われていたそうです。

実は私も、医師になりたての頃《ころ》、ふとしたきっかけでこの『医戒《いかい》』を手にし、一読して深い感動を覚えました。

「病《や》んでいる人を見て、これを救おうと願う情意——これがとりもなおさず、医術というものの起因でございます。医師たるものは、現代もなおこの心をもって根本としなければなりません」

という書き出しから始まり、

「医師は、人のためにこの世に生を得ているのでございまして、おのれ一個人のためにではございません」（現代語訳　杉本つとむ）

など、医療《いりょう》に携《たずさ》わる者に求められる根本姿勢、倫理《りんり》が全編にわたって記されています。フーフェラントが書いてから百八十年あまりたっていますが、今日《こんにち》においても全く色あせていません。むしろ、急速な技術の進歩によって、今までに経験したことのない問題に直面している今日《こんにち》の医療界《いりょうかい》においてこそ、改めて見直されるべき見解だと思います。

名著『長寿学』が示す
動脈硬化を防ぐ健康法

それでは、フーフェラントの主著である『長寿学《ちょうじゅがく》』をひもときながら、予防《よぼう》医療《いりょう》の観点から動脈硬化《どうみゃくこうか》にならないための健康法について述べていきたいと思います。

フーフェラントは三十一歳の時、イェーナ大学内科学の員外教授※に任じられ

　※日本でいえば「講師」にあたる

ました。本業の医師として、年間六百人もの患者《かんじゃ》を治療《ちりょう》しながら、大学で研究と講義を続けていたのです。

そこで行っていた講義のテーマ、それが「長寿学《ちょうじゅがく》」でした。

フーフェラントの長寿学《ちょうじゅがく》の講義は大好評を博し、大講義室で五百人に及《およ》ぶ聴衆《ちょうしゅう》を前にして行われたといわれています。この講義内容を編集し、一般《いっぱん》向《む》けに執筆《しっぴつ》したのが著書『長寿学《ちょうじゅがく》』です。

ドイツで最初に出版されたのが一七九七年。発売直後から大評判になった『長寿学《ちょうじゅがく》』は、その後、すべてのヨーロッパの言葉に翻訳《ほんやく》され、世界中に広まっていきました。日本では、ドイツ語の原典に接した研究者によって、その内容が再評価され、二〇〇五年にようやく翻訳《ほんやく》・出版、日の目を見ることになりました（井上昌次郎・訳）。

この『長寿学《ちょうじゅがく》』は、九つの講義を記録した理論編と、その具体例を三十一の話にまとめた実践編《じっせんへん》からなる大著です。では『長寿学《ちょうじゅがく》』のエッセンスを、井上《いのうえ》昌次郎《しょうじろう》氏の訳を引用しながら紹介《しょうかい》していきましょう。

人間の「命」の意味は何か

フーフェラントは次のように力説します。

人生とは何を意味するのでしょうか？　明らかに、食べること、飲むこと、眠ることだけではありませんね。さもないと、（中略）ブタの一生とほとんど同じということになるでしょうね。人生には、もっと高尚《こうしょう》な目的があります。つまり、仕事をし、行動を起こし、楽しむべきであって、単に存在するのではなくて、自己のなかにあるすぐれた芽を伸《の》ばし、これを完成し、自分や他人の幸福を築くことこそ、人生のあるべき姿です。

眠ってばかりいたり、まるで仮死者のようにして、寿命《じゅみょう》を延長しているとすれば、あの人は生きている、と言えるものでしょうか？

フーフェラントは、人間の命の中心に「生命力」という考えを置きました。
生命力とは、人間を生かそうとする力のことです。そして、その生命力に最も大きな影響《えいきょう》を及《およ》ぼすものが、**人生の「高尚《こうしょう》な目的」**であると説きました。これは、**「高い次元の目的達成に向かう精神力」**と言《い》い換《か》えてもいいと思います。

フーフェラントは、人間の命の意味は何か、と問います。
それは、単なる飲食や睡眠《すいみん》ではなく、自分や他人を幸せにすることにあると唱えるのです。

寿命を延長させる四つの方法

このように「生命」、あるいは「人が生きること」についての考え方を述べるとともに、「長寿《ちょうじゅ》」の方法について言及《げんきゅう》します。

寿命《じゅみょう》を延長させるには、多くの方法や提言がありますが、フーフェラントは、それらを検討、評価、吟味《ぎんみ》した結果、次のように述べています。

「私の信じるところ、寿命延長《じゅみょうえんちょう》は四種類の方式にもとづいて可能である。」

では、彼《かれ》が確立し、ヨーロッパの人々に大きな影響《えいきょう》を与《あた》えた、寿命《じゅみょう》を延ばすために大切な四つの方法とは何だったのでしょうか。フーフェラントは次のように述べています。

1 生命力自体を増強する

生命力とは、人間を含《ふく》む動物や植物を生かそうとする力のことです。

寿命《じゅみょう》は生き物に宿る生命力の総量で左右されます。しかし、生まれながらの生命力の多い少ないによって寿命《じゅみょう》が決まるのではありません。

生命力は、外部からの影響《えいきょう》によって、弱められたり、養われたりしますので、増強するように心掛《こころが》ければ寿命《じゅみょう》が延びるでしょう。

2　器官を鍛錬する

「器官」というのは内臓や筋肉などのことです。器官は、生涯《しょうがい》を通して徐々《じょじょ》に消費され、消耗《しょうもう》していきます。これらが適度な強度と耐久性《たいきゅうせい》を保つためには、適度な鍛錬《たんれん》が必要です。

しかし、鍛錬《たんれん》すればするほどよいのではありません。生命活動は、すべての器官が邪魔《じゃま》されずに自由に活動できること、また、体液が流動できることによって保たれますので、特定の器官があまりにも強靭《きょうじん》になりすぎると、よくない面が出てきます。適度でバランスの取れた鍛錬《たんれん》が大事なのです。

また、体の鍛錬《たんれん》だけでなく感情の鍛錬《たんれん》も重要です。

3 生命力消費の速度を落とす

過度な労働やストレスは生命力の消費を加速させます。持続的な緊張《きんちょう》や、強度な刺激《しげき》、興奮状態の継続《けいぞく》は、筋肉や内臓などから生命力を奪《うば》い去《さ》り、修復機能も損《そこ》なわせてしまいます。かといって何もしないで休ませたり、使わなかったりすることは、さらに悪い結果を招きます。それは次に述べる「修復機能」に悪い結果をもたらすからです。

4 修復機能を容易かつ完璧にする

「修復」とは、疲《つか》れや器官の故障から回復することです。修復には二とおりあります。一つは生命にとって有益なものを取り入れること。もう一つは有害な老廃物《ろうはいぶつ》を速《すみ》やかに排出《はいしゅつ》すること。この両方が必要です。

取り入れるばかりで排出《はいしゅつ》しなければ、過剰《かじょう》詰《つ》め込《こ》みとなり、有害物が排出《はいしゅつ》されません。最悪の場合、腐敗《ふはい》が全身に蔓延《まんえん》してしまいます。排出《はいしゅつ》は十分な活動と運動なしにはできないのです。

では、これら四つの方法について詳《くわ》しく紹介《しょうかい》しながら、健康長寿《けんこうちょうじゅ》のために、どのようなことをしていけばよいのかを見ていくことにしましょう。

それと同時に、フーフェラントが述べていることを、今日《こんにち》の医学や保健学と照らし合わせるとどうなのかも検討していきたいと思います。

第5章

「生きる力」を高める四つの要素

フーフェラントが考える「生命力」とは

生命力とは、人間を生かそうとする力のことであり、人間の命の中心に「生命力」という考えを置いたのがフーフェラントです。

生命力は人間だけではなく、すべての生物が持っており、分かりやすい事例で次のように説明しています。

穀物の種子は何年も、鶏卵《けいらん》は何か月も、こうして結合状態の生命を保持できるわけで、生命は蒸散もせず、腐敗《ふはい》もせずにおりますが、単なる温熱刺《おんねつし》激《げき》があれば、結合状態の生命は遊離《ゆうり》され発育して活動する生命へと生まれ変わるのです。

生命力のある卵か、生命力のない卵か、見た目では分かりませんが、温めることで卵が孵化《ふか》するのは、生命力を持った卵だからです。

生命力は、人間をはじめとする生物を生かそうとする力であると同時に、「生命力は、それが宿る身体にとって最大の保全手段」であるとも述べています。

つまり、外的な悪条件から、体を守る際にも生命力が重要だということです。例えばウイルスや細菌《さいきん》などの病原体から体を守ったり、寒さなど悪い環境《かんきょう》の中でも体温を維持《いじ》したり、外からの攻撃をはねのけていく力です。

また、フーフェラントは生命力を、単に肉体についてのことだけにとどまらず、心や精神についても当てはまるものであるとして、次のように書いています。

（生命力は）思考力や精神力さえも燃え上がらせ、また、理性ある存在物（人間）に対しては、生命とともに感情や人生の幸福をも与《あた》えてくれます。

生命力がある程度余分にあると、あらゆる楽しみや企《くわだ》てにやる気が出て、人生を味わい深くしてくれます。

では、生命力を増強していくためには、どうすればよいのでしょうか。

フーフェラントが掲《かか》げているのは、次の四要素です。

① 新鮮《しんせん》な空気と食物

② 栄養を十分に吸収する臓器（器官）の健康性

③全身の調和
④高い次元の目標達成に向かう精神力
それぞれについて説明していきましょう。

生命力増強のための四要素①
「新鮮な空気と食物」

新鮮な空気

これは改めて説明するまでもないことだと思います。新鮮《しんせん》な空気の大切さについては、あのナイチンゲールも非常に重要視していました。

ちなみに私は富山県に住んでいるのですが、北アルプスの立山連峰《たてやまれんぽう》がそびえる富山の空気は四季を通じて澄《す》み渡《わた》っています。私が院長を務めている真生会《しんせいかい》富山病院《とやまびょういん》には、毎年、中国の医師が眼科の手術研修に来ていました。医師が研修を終え帰国する時、私は質問をしました。

「日本で、いちばんおいしかったものは何ですか」

「空気！」

彼女《かのじょ》の即答《そくとう》に驚《おどろ》くとともに、空気がきれいなことのありがたさを忘れていたなと反省しました。

空気のきれいさもあってか、富山県の「健康寿命《けんこうじゅみょう》」は全国でも指折りの高さを誇《ほこ》っています。「健康寿命《けんこうじゅみょう》」というのは、介護《かいご》を受けたり寝《ね》たきりになったりせずに生活できる寿命《じゅみょう》のことですが、女性は全国で第四位の七五・七七歳、男性は八位の七二・五八歳となっています。※

※2016年のデータ

生命力を高めてくれる食べ物や飲み物

フーフェラントは『長寿学《ちょうじゅがく》』の中で、食べることについて、実にさまざまな観点から意見を述べています。

「良い歯と胃腸を保て」「食事の時刻を一定にするよう習慣づけよ」「植物食を多めにとるよう心がけよ」「水分不足に気をつけよ」……などは、今日《こんにち》にもそのまま当てはまる注意点です。

また、暴飲暴食については厳しく戒《いまし》めており、必要以上に食欲を刺激《しげき》する調理法については、次のように書いています。

食養生という観点でみると、寿命《じゅみょう》を短縮させるようにはたらく要因の第一は、暴飲暴食です。（中略）あまりにも手のこんだ調理法も、同様にこれに該当《がいとう》します。――残念ながら、私たちにとっては食欲の恋人《こいびと》であるこの種の調理法を、寿命《じゅみょう》の最大の敵、寿命《じゅみょう》を短縮させる最も退廃的《たいはいてき》な発明のひとつとみなして、私はここで非難せざるをえません。

この調理法の中心になる秘訣《ひけつ》とは、なにもかも薬味のよく効いた刺激性《しげきせい》の料理にするところにあります。

最もよくないことは、こうした調理法のせいで、いつも食べすぎになってしまうことです。

フーフェラントは「口の食欲」と「胃の食欲」という面白《おもしろ》い言い方をしています。おいしすぎる食べ物は、胃が満たされているにもかかわらず、口の食欲を刺激《しげき》しすぎてしまうのです。

それゆえ次のように述べています。


自分の健康の最大の防具、つまり、足るを知るという特性を、最後には失ってしまうのですよ。


なかなか味わい深い表現だと思います。

さて、ここからはフーフェラントから少し離《はな》れて、今日《こんにち》の科学的な見解を反映させた食事のあり方はどのようなものなのか、少し紹介《しょうかい》しましょう。

WHO（世界保健機関）は、健康的な食事について、次のように推奨《すいしょう》しています。

一つめは、バランスよく幅広《はばひろ》い種類の食べ物を取ること。

必要なすべての栄養素を含《ふく》む食品はないため、主食の他に豆、果物《くだもの》や野菜、肉や魚、卵、乳製品などをバランスよく食べることが大切です。

野菜は一日に少なくとも三五〇グラムを摂《せっ》取《しゅ》すること。野菜三五〇グラムは生の状態で両手三杯《ばい》分。ゆでた（加熱した）状態では片手三杯《ばい》分です。ただし、じゃがいも、さつまいもなどのでんぷん質の根菜類は除くこと。それらは野菜には分類されません。

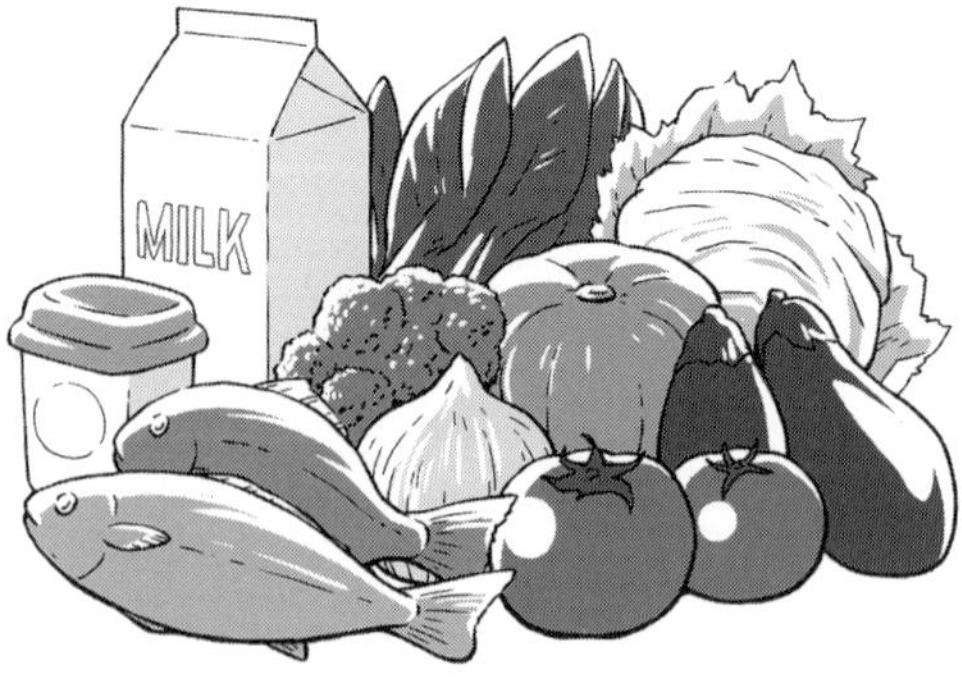

……二つめは、塩分を減らすこと。……

塩分が多すぎると血圧が上がり、心臓病や脳卒中のリスクが高まります。ＷＨＯが推奨《すいしょう》しているのは一日五グラム未満です。日本人は平均して一日に一〇グラム程度の塩分を取っていますので、半減させなくてはなりません。

……三つめは、脂肪《しぼう》について。……

脂肪《しぼう》から取るエネルギーは総エネルギー摂取量《せっしゅりょう》の三〇パーセント未満に抑《おさ》え

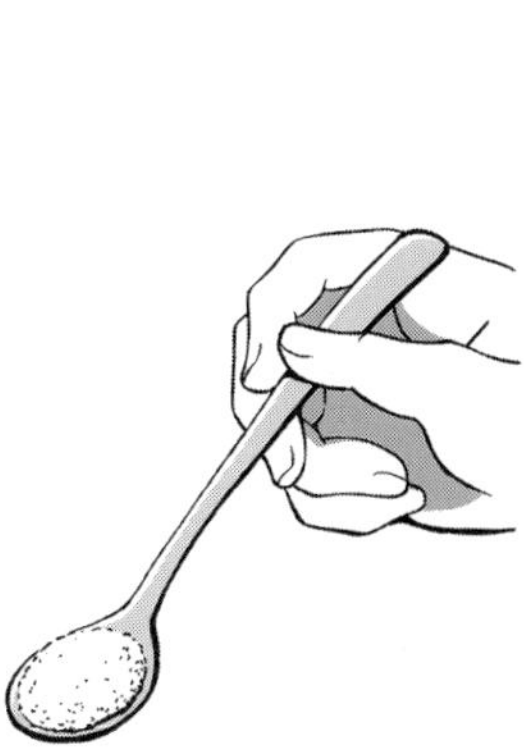

ることが望ましいとされています。

脂肪《しぼう》の中には、飽和脂肪酸《ほうわしぼうさん》と不飽和脂肪酸《ふほうわしぼうさん》の二種類の脂肪酸《しぼうさん》があります。

飽和脂肪酸《ほうわしぼうさん》は、脂肪《しぼう》の多い肉、バター、クリームなどに多く含《ふく》まれます。

不飽和脂肪酸《ふほうわしぼうさん》は、魚やアボカド、ナッツ類、オリーブ油などに多く含《ふく》まれます。

飽和脂肪酸《ほうわしぼうさん》よりも、不飽和脂肪酸《ふほうわしぼうさん》のほうが健康によいといわれますので、脂肪《しぼう》はできるだけ、不飽和脂肪酸《ふほうわしぼうさん》から取るようにしましょう。

しかし、不飽和脂肪酸《ふほうわしぼうさん》の中でも、トランス

〈飽和脂肪酸〉

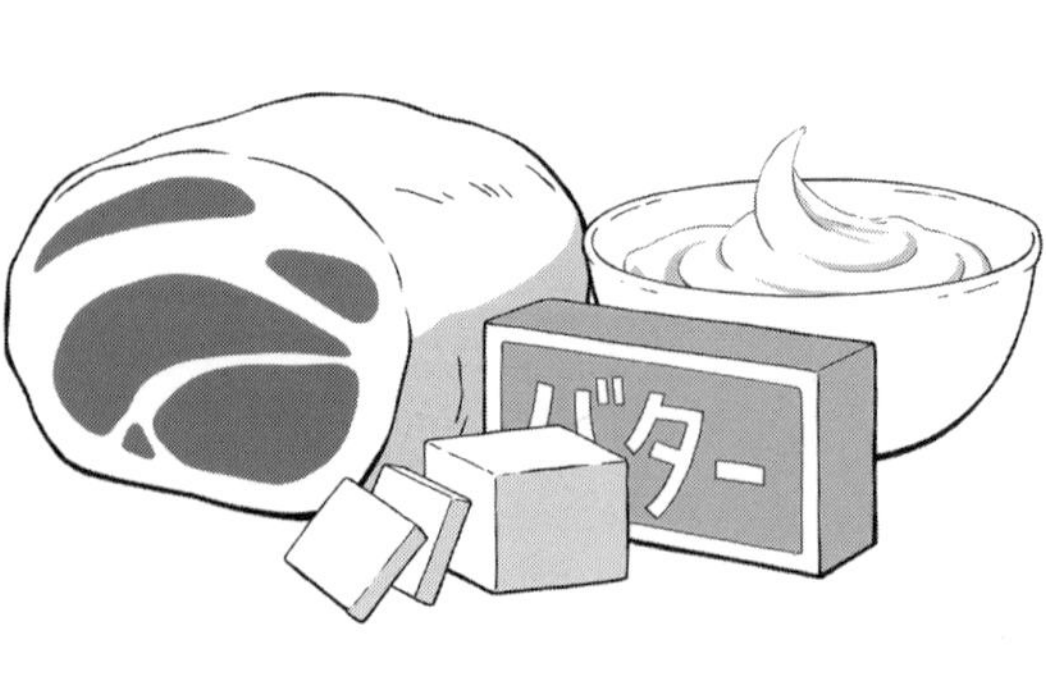

脂肪酸《しぼうさん》には注意しなければなりません。

トランス脂肪酸《しぼうさん》を多く摂取《せっしゅ》すると、動脈硬《どうみゃくこう》化《か》などのリスクが高まります。

トランス脂肪酸《しぼうさん》は、牛や羊などの動物の肉にも含まれていますが、マーガリンやショートニングなどを製造する工程でも生じます。

加工食品やスナック食品、揚《あ》げ物《もの》、パイ、クッキー、ファストフードなどに多く含《ふく》まれていますので、これらのものを取りすぎないよう、注意しましょう。

〈要注意！　トランス脂肪酸〉

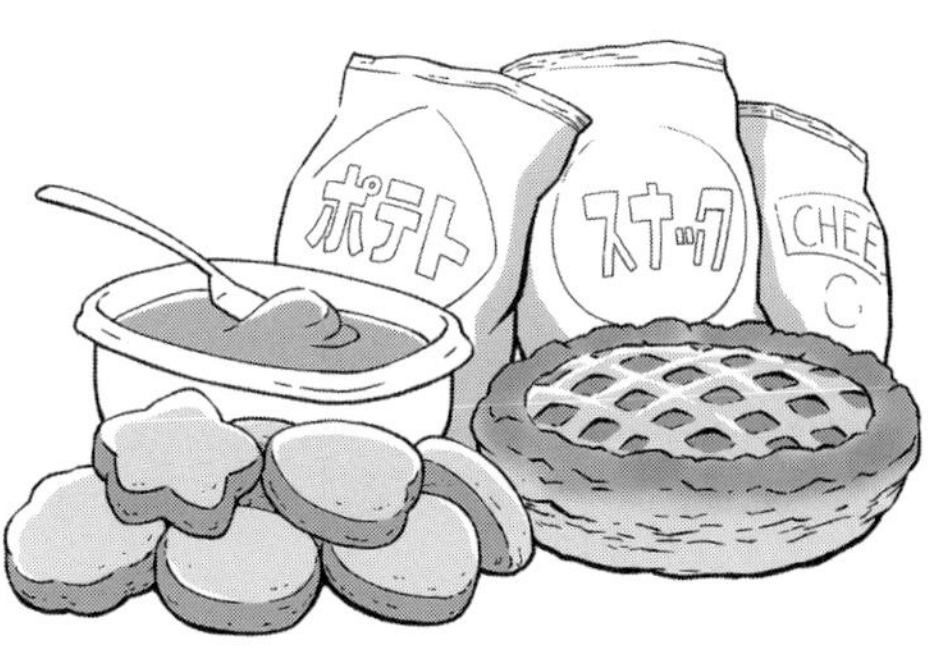

四つめは、糖類の摂取《せっしゅ》について。

糖類は歯に悪いだけでなく、肥満のリスクを高めます。菓子《かし》やコーヒーに入れる砂糖だけでなく、蜂蜜《はちみつ》やシロップ、フルーツジュースなどにも含《ふく》まれています。

糖類の摂取量《せっしゅりょう》は、総エネルギー摂取量《せっしゅりょう》の一〇パーセント未満、できれば、五パーセント未満に抑《おさ》えるようにしましょう。

糖類には、分子構造によって、いろいろな種類があり、体への吸収速度も違《ちが》います。

最も分子構造がシンプルなのが、ブドウ糖や果糖などの「単糖類」です。

この単糖類が二個結合したのが「二糖類」で、砂糖の主成分であるショ糖や麦芽糖《ばくがとう》、乳糖などが該当《がいとう》します。

さらに単糖類が数個から十個結合したものが「オリゴ糖」。それ以上結合したものが「多糖類」となります。

基本的に構造が複雑な糖ほど、消化・吸収はゆっくりになり、血糖値の上昇も緩《ゆる》やかになります。逆に、単糖類や二糖類は吸収速度が速くなり、血糖値が急激に上昇《じょうしょう》しますので、取り過ぎには注意が必要です。

糖の種類	主な糖	含まれる食品
単糖類	ブドウ糖 果糖	甘いジュース 果物 菓子
二糖類	ショ糖 麦芽糖 乳糖	砂糖 牛乳
多糖類	でんぷん	米 小麦粉 パン

また、ＡＧＥｓ（エージーイーズ）にも注意しましょう。

ＡＧＥｓ（エージーイーズ）とは、終末糖化産物といい、体のコゲとも呼ばれます。食事などから摂取《せっしゅ》した糖と体内のタンパク質が過熱されて生成されます。強い毒性を持ち、老化を進める原因物質とされています。これが血管に蓄《ちく》積《せき》すると心筋梗塞《しんきんこうそく》や脳梗塞《のうこうそく》、骨に蓄積《ちくせき》すると骨粗《こつそ》しょう症《しょう》、目に蓄積《ちくせき》すれば白内障などの原因になるとされています。ＡＧＥｓ（エージーイーズ）はこうした臓器障害を引き起こすとともに、皮膚《ひふ》のしわやたるみになるともいわれています。

ＡＧＥｓ（エージーイーズ）は、加熱する温度が高いほどより多く発生するという特徴《とくちょう》があります。トンカツ、唐揚《からあ》げ、ステーキ、焼き鳥など、揚《あ》げたり、焼いたり、炒《いた》めたりした動物性脂肪食品《どうぶつせいしぼうしょくひん》には特に多くのＡＧＥｓ（エージーイーズ）が含《ふく》まれます。ファストフードをできるだけ避《さ》けたほうがよい理由がここにあります。

五つめは、酒（アルコール）はできるだけ避《さ》けること。

飲み過ぎや頻繁《ひんぱん》な飲酒は、長期的に見ると肝臓《かんぞう》や心臓の病気につながります。また、精神の病気だけでなく、がんの発症《はっしょう》にも関係してきます。特に妊婦《にんぷ》や授乳中の母親は注意しましょう。

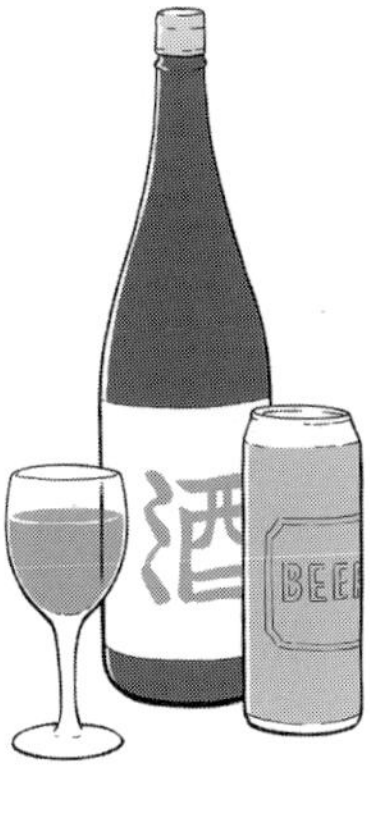

生命力増強のための四要素②

「器官の健康性」

生命力を増強する四要素の二つめは、器官の健康性です。

フーフェラントは、新鮮《しんせん》な空気と食物を身体に取り入れる肺と胃腸、そして皮膚《ひふ》を重要な器官であると述べています。

なぜフーフェラントは皮膚《ひふ》の健康が大切だと考えたのでしょうか。

フーフェラントは著書『長寿学《ちょうじゅがく》』の中で独自の皮膚論《ひふろん》を展開しています。今日《こんにち》からすると、やや非科学的な記述も見受けられますが、皮膚《ひふ》を、人間が置かれている環境《かんきょう》に対する一種のセンサー、あるいはフィルターのようなものと考えていたようで、そのユニークな観点は注目に値《あたい》すると思います。
彼《かれ》の皮膚論《ひふろん》を少し紹介《しょうかい》しましょう。

皮膚《ひふ》は雨や日射を遮《さえぎ》るための（中略）外套《がいとう》にすぎない、とみなしてはなりません。それどころか、私たちの身体の最重要器官のひとつであって、皮《ひ》膚《ふ》の絶えまない活動や分泌機能《ぶんぴつきのう》なしに健康も長寿《ちょうじゅ》も実現できません。

皮膚《ひふ》は私たちの身体の最大の浄化手段《じょうかしゅだん》です。（中略）何百万という細い血管を介《かい》して、気づかぬやり方で多量の腐敗《ふはい》し消耗《しょうもう》し使用済みとなった成分が、皮膚《ひふ》を通って蒸散しているのです。

皮膚《ひふ》は危機対策の主要器官つまり病気に対する自然の障壁《しょうへき》である。

「浄化手段」などという言い方は、少し首をかしげざるをえませんが、いずれにしても、皮膚《ひふ》は人体で最大の器官にほかならず、その重さも、成人で約一〇キログラムにもなるといわれます。体内の状態を一定に保ち、外部の環境《かんきょう》に対する保護バリアとして働き、血管の拡張と収縮、発汗《はっかん》による体温調節を行うなど、重要な機能を果たしていることを、フーフェラントは見抜《みぬ》いていたに違《ちが》いありません。

温度や湿度《しつど》を感じる働きだけでなく、触覚《しょっかく》も皮膚《ひふ》が持つ重要な機能です。例えば冷たく硬《かた》い椅子《いす》と、温かくて軟《やわ》らかい椅子《いす》があるとすると、皆《みな》さんはどちらが好きですか。もちろん、用途《ようと》によって使い分けはありますが、座《すわ》り心地《ごこち》のよい椅子《いす》が好まれるのではないでしょうか。

皮膚《ひふ》が感じる、その心地《ここち》よい感覚を通して私たちは安心感、もっというと幸福感を感じるからです。この感覚を利用して行うのがタッチングケアです。タッチングケアとは、手で皮膚《ひふ》に優《やさ》しく軽く、リズムを取って触《ふ》れることで、不調を緩和《かんわ》したり、ストレスを軽減したりする方法です。日本タッチングケア協会の外尾幸恵《ほかおゆきえ》さんによると、リズミカルで優《やさ》しいタッチングは、幸せホルモン「セロトニン」と、癒《い》やしホルモン「オキシトシン」の分泌《ぶんぴつ》を促《うなが》し、頭痛、肩《かた》こり、冷《ひ》え性《しょう》、イライラなど、私たちを悩《なや》ませるさまざまな不調を改善してくれます。

試《ため》しに、右手で左手の甲《こう》から手首にかけて、そっと優《やさ》しくなでてみてください。

〈タッチングケア〉

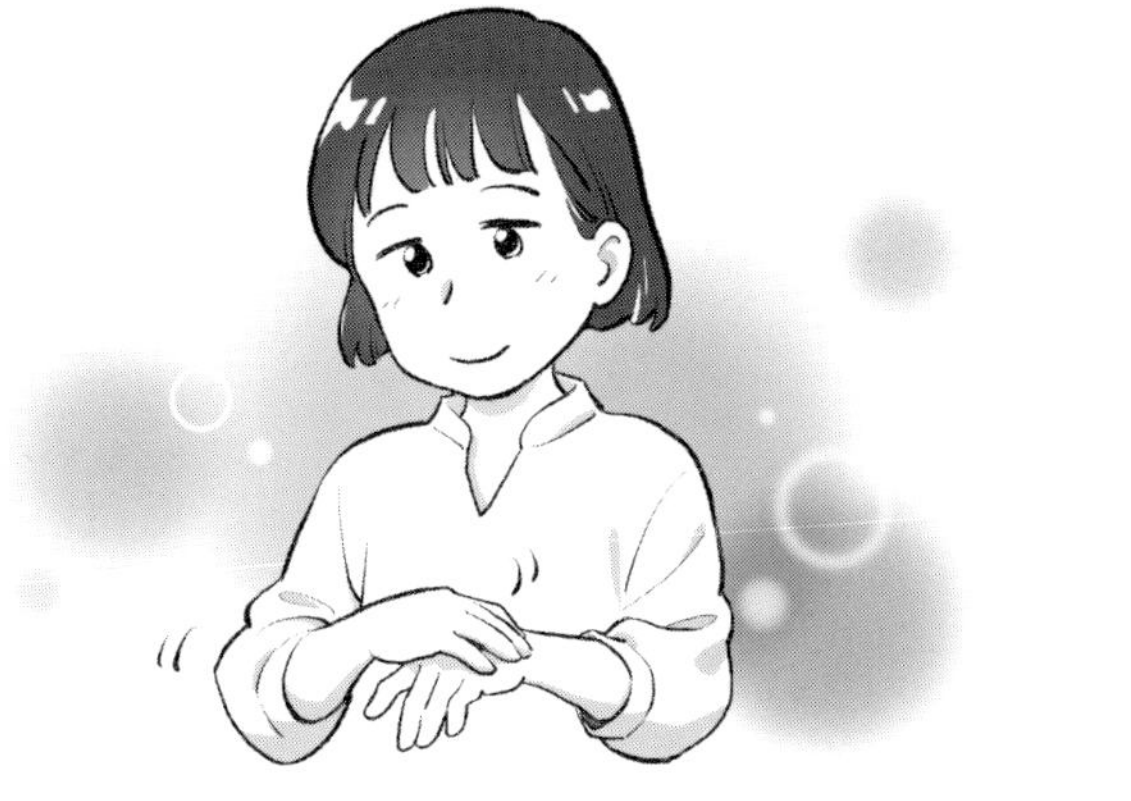

三十秒でもけっこうです。終わったら次に、左手で右手をなでてみましょう。心が穏《おだ》やかになってくるのが分かるはずです。「今日もがんばったね」と自分に優《やさ》しく声をかけながら行うと、より一層、心の疲《つか》れが取れると思います。

生命力増強のための四要素③

「全身の調和」

全身の調和とは、胃腸や肺から吸収した栄養や空気を、全身にバランスよく運ぶ力のことです。このことがなければ、栄養や力を蓄《たくわ》えても無益であるとし、次のようにフーフェラントは書いています。

私たちの身体のすべての部分、すべての内臓、すべての点は、それぞれの機能を適切に完遂《かんすい》するのに必要な生命力を分け前として獲得《かくとく》しなければなりません。一個所《いっかしょ》で受け取る量が少なすぎるとそこでの衰弱《すいじゃく》が生じますし、多すぎるとそこでの過剰《かじょう》な活動、刺激《しげき》、鬱血《うっけつ》が引きおこされる結果となりますから、そうなると、すくなくとも健康生活の大黒柱である例の調和がいつも消失したままになるのですね。

そのようにならないために、私たちは、どうすればよいのでしょうか。フーフェラントは、次のように説いています。

私たちの身体のすべての部分、すべての器官を均等に動かして使うことや、身体運動、適切な体操訓練、ぬるま湯入浴、身体摩擦《しんたいまさつ》をおこなうことですね。

今日《こんにち》でも運動の重要性は、誰《だれ》もが認めています。WHOは、適切な運動は肉体の健康維持《けんこういじ》だけでなく、うつ病や認知症《にんちしょう》の予防にもなると言っています。WHOでは、何種類かの運動を勧《すす》めています。中でも多くの方が取り組みやすいのは有酸素運動でしょう。有酸素運動とは、ウォーキングやジョギングなど時間をかけて行う運動です。

有酸素運動で大切なのは、運動の強さと時間です。

運動の強さは、早歩きやジョギングなど、少し汗《あせ》をかく程度が必要です。運動の時間は、一週間に合計百五十分以上といわれていますので、毎日二十分から三十分の運動を、ほぼ毎日、行うくらいになります。

毎日20～30分
およそ8,000歩

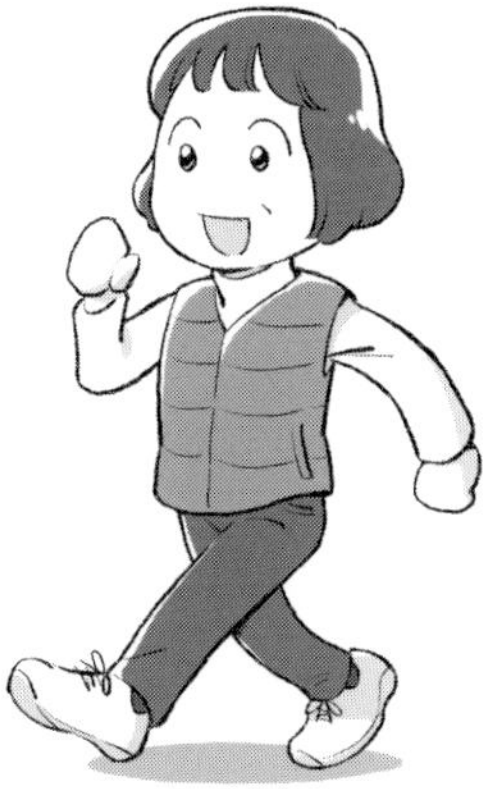

最低10分は連続して
体を動かす

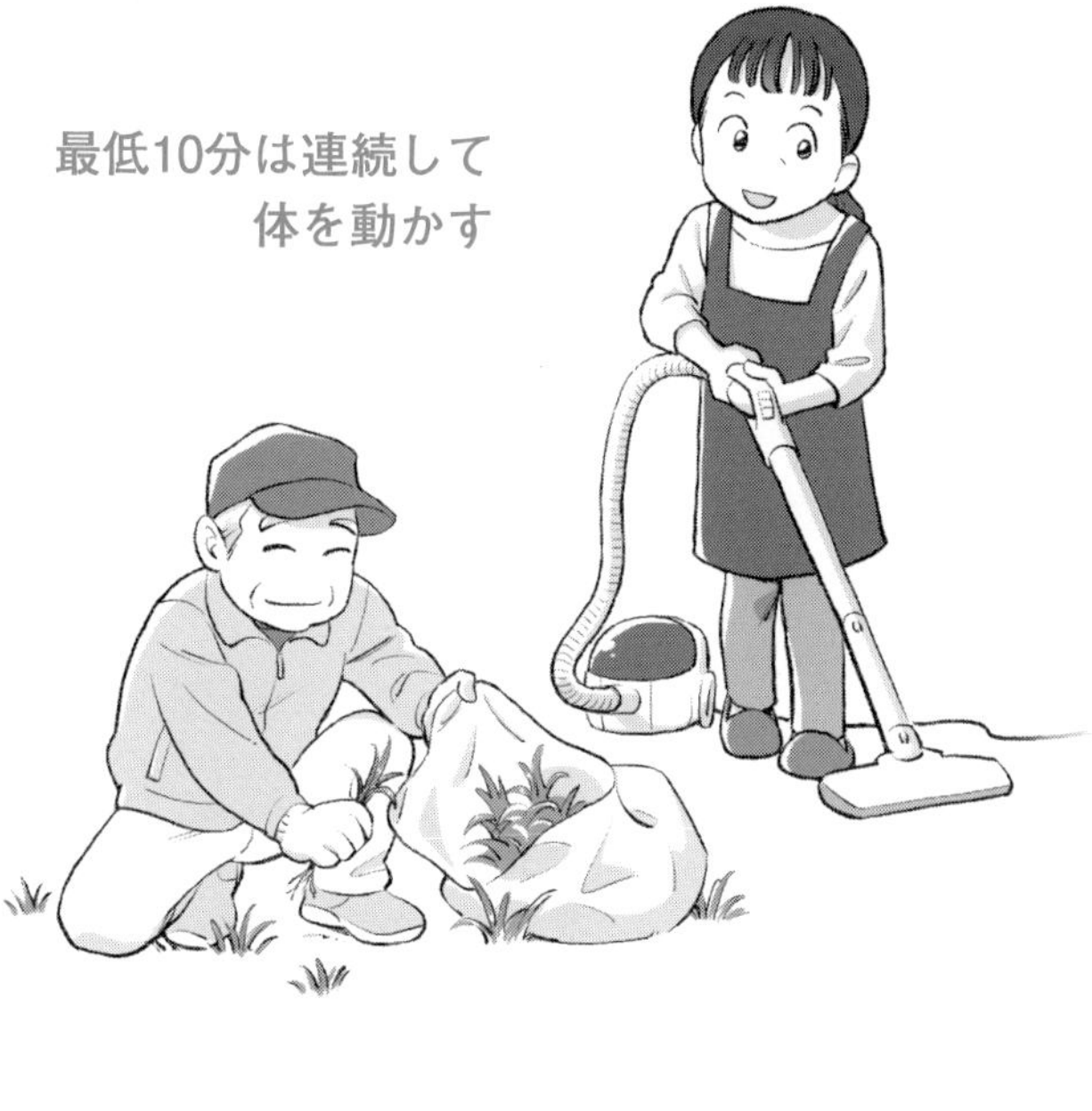

二十分から三十分の連続した運動である必要はなく、一日の運動の合計時間で達成すればよいので、一日およそ八千歩を意識すれば大丈夫《だいじょうぶ》です。わざわざ運動の時間を取らなくても、朝夕の通勤時に早足で歩けば有酸素運動になりますし、家の掃除機《そうじき》がけ、草取りなども、よい運動になります。ただし、最低十分は連続して体を動かさないと有酸素運動の効果が発揮されませんから、注意しましょう。

また、無酸素運動とは、筋力トレーニングなど、短い時間で強い力を必要とする運動のことです。

無酸素運動は、筋力トレーニングを週に二日以上行うよう勧《すす》められています。特に、足の筋肉を鍛《きた》えることが重要ですから、スクワットは必ず行いましょう。

大切なのは、無理のない範囲《はんい》で継続《けいぞく》することです。若々しい自分をイメージして、ぜひ運動の習慣を身につけてください。

「脳トレ」と「運動」、どちらが「脳」に効くか？

トレーニングの話をしたついでに、ちょっと「脳トレ」についても触《ふ》れたいと思います。

「脳の活性化」「認知機能向上《にんちきのうこうじょう》」のために、脳トレをしている人にとっては、ちょっと残念なニュースです。

名古屋大学情報学研究科の川合伸幸《かわいのぶゆき》教授は、次のように述べています※。

いわゆる脳力トレーニングをすると、その機能は高まりますが、そこからほかの能力にはほとんど波及《はきゅう》せず、日常生活を高く維持《いじ》する効果はごく弱

※川合伸幸著『凶暴老人～認知科学が解明する「老い」の正体～』（小学館）

いということがわかります。とくに記憶訓練《きおくくんれん》は、ほかの認知機能《にんちきのう》や生活能力にまったく影響《えいきょう》がなかったのです。

いまのところ有望なのが有酸素運動です。頭を鍛《きた》えるのではなく、身体を鍛《きた》えることで、むしろ認知機能《にんちきのう》が高く保たれるという実験結果がいくつも示されています。

つまり、脳トレよりも、ウォーキングなどの有酸素運動によって、代謝や神経伝達物質の伝達効率を上げたほうが認知機能《にんちきのう》の維持《いじ》、改善には効果的という結果が出たのです。

こうした最新の研究成果を念頭に、フーフェラントが「全身の調和」について述べたことを、もう一度、読み返していただきたいと思います。

生命力増強のための四要素④

「高い次元に向かう精神力」

『長寿学《ちょうじゅがく》』で、フーフェラントは、

「人間は物質的ならびに精神的なふたつの世界に同時に住む生き物」

であって、動物と違《ちが》い、

「明らかに多めの精神的成分をもっていますから、この精神力の過剰分《かじょうぶん》がいわば身体力と競合かつ協調しているのですね」

と書いています。

「競合」というのは打ち消し合う関係、「協調」とはよい影響《えいきょう》を与《あた》え合《あ》う関係と言《い》い換《か》えていいでしょう。

精神と物質（身体）が競合すれば寿命《じゅみょう》は短くなり、協調すれば長寿《ちょうじゅ》が実現する、とフーフェランドは説きます。人間は動物の中でも（ゾウやカメなどは例外かもしれませんが）屈指《くっし》の長寿《ちょうじゅ》を誇《ほこ》っています。それは、人間は、精神を持ち、その精神が身体と「協調」しているからこそ、長寿《ちょうじゅ》を保てるのだと言うのです。

その一方で精神と身体が「競合」してしまうと、心の病やストレスという形で、自らの身体を傷つけてしまうこともある、と説明しています。

では精神と身体の「協調」のためには何が必要なのでしょうか。

それは、人生の「高尚《こうしょう》な目的」、言《い》い換《か》えれば「人生における高い次元の目的達成に向かう精神力」だと、フーフェランドは言っています。

では、「人生における高い次元の目的」とは、どういうことでしょうか。

私たちは、毎日、何かを目的として生きています。

フーフェラントは、その目的を、まず、「高い次元の目的」と「低い次元の目的」に分け、何を優先するかを見つめ直すことが大切だと言っているのです。

もう少し噛《か》み砕《くだ》いて考えてみましょう。

「高い」を「長い」、「低い」を「短い」と読《よ》み替《か》えてみると分かりやすくなります。

つまり、人生には、「長い期間の目的」と「短い期間の目的」があるのです。

「今日は久しぶりに自由な時間ができた」という時に、何をしますか。「たまった仕事をすべてやってしまおう」と決めた人には、それが「今日」という短い期間の目的となります。

「あの資格を取りたい。そのためには、来年の試験に向けて勉強しよう」と決意した人には、「一年間」の目的となります。

では、「人生において最も長い期間」とは何でしょうか。

それは、私たちが生まれてから死ぬまでの一生です。人生は一度きり、やり直しができません。この一度きりの人生で、私たちは何を目的として生きるのでしょうか。やり直しができない分、その目的への真剣《しんけん》さは、「今日の目的」「一年間の目的」への態度とは、全く違《ちが》ったものになるはずです。

フーフェラントは目的に「高い」「低い」という尺度をつけました。「高い」とは、より真剣《しんけん》でやり直しができないという意味だと、私は思います。短い期間である今日の目的は、「もし、できなければ次の別の休みの日にやり直そう」という気持ちになります。やり直しができる分、どうしても真剣《しんけん》さを欠いてしまいます。比較《ひかく》すると「低い次元」の目的といわざるをえません。

「生きがい」「生きる目標」「人生の目的」

これら三つは、よく使われ、同じような意味で語られる言葉ですが、私は、次のように分けることができると思います。


「生きがい」は今日、目指すもの。

「生きる目標」は人生においてのある一定期間で目指すもの。

「人生の目的」は生まれてから死ぬまでの一生で目指すもの。


たった一度の人生で「自分はこのために生きる」「これを達成するまでは生きてゆくぞ」という強い心が、フーフェラントが説く「人生における高い次元の目的達成に向かう精神力」といえるのではないでしょうか。

こうした心、精神力があれば「その目的を達成するまで、体を大切にして健康でいなければならない」という意識はとても高くなりますし、そのためなら、少々ストイックな生活も快適にさえ感じられるに違《ちが》いありません。高い次元の目的に向かう精神力が「心と体を協調させる」という意味をご理解いただけると思います。

では、こうした高い次元の目的を見いだすことができない場合はどうでしょう。

「何のために生きるのだろう。会社に行けばノルマの毎日。人間関係で疲《つか》れは加速。でも給料をもらわないと生きていけないし。何か楽しいことはないかな。毎日、酒ばかり飲んでいるな……」というつぶやきが聞こえてきそうです。

運動などしたこともない毎日で、気づけば糖尿病《とうにょうびょう》、高血圧、高脂血症《こうしけっしょう》で病院通いになってしまう……。食べるために生きているような、そんな生き方では健康も壊《こわ》しますし、何よりあまりに寂《さび》しい暮らしになってしまいます。「人生の高い次元の目的」を持っているかどうかの大切さが分かるのではないでしょうか。

こうした生きがいや生きる目標、人生の目的と健康長寿《けんこうちょうじゅ》の関係については、第八章で改めて考察していきたいと思います。

第6章

寿命を延ばすために必要なこと、やってはいけないこと

生命を消費する速度を落とすために

フーフェラントは、「寿命《じゅみょう》を延長させる方法」は次の四つであると説きました。

①生命力自体を増強する
②器官を鍛錬《たんれん》する
③生命力消費の速度を落とす
④修復機能を容易かつ完璧《かんぺき》にする

この章では②と③について見ていくことにしましょう。

生命力のみならず器官もまた生涯《しょうがい》をとおして消費され消耗《しょうもう》します。これがフーフェラントの生命観です。徐々《じょじょ》にすり減っていき、やがてゼロになり、死を迎《むか》える。この流れを変えることはできません。しかし、流れの速さを変えることはできます。

強靱《きょうじん》な器官でできた身体ではすっかり消費しつくされるのがずっと遅《おそ》くなります。（中略）消費過程そのものは、ゆっくり進行することも素早《すばや》く進行することもできます。

生命力や、それを支えている生命器官を強靱《きょうじん》にするために必要なのが鍛錬《たんれん》です。

消費をゆっくり進行させるために必要なのが、「ほどほどに使う」ということです。

では、鍛錬《たんれん》から説明していきましょう。

体を鍛えれば鍛えるほどいいのか？

フーフェラントの時代は、鍛錬《たんれん》すればするほどよいとされ、冷水浴などの過《か》酷《こく》な運動をしながら、根気よく鍛《きた》えることが推奨《すいしょう》されていたようです。しかし、フーフェラントは、それは違《ちが》うと説き、次のように述べています。

こんな方法は何にもまして器官をこわばらせ、脆《もろ》くさせ、乾燥《かんそう》させますから（中略）寿命《じゅみょう》を延ばすどころか、そのせいで早めの老化や早めの破滅《はめつ》を引きおこすのですね。

また、特定の器官があまりに強靱《きょうじん》になりすぎるのは「不利益」になると唱え、バランスの大切さを強調しました。

バランスが大切とフーフェラントが述べた理由は、次のように考えることができます。

人間の体内には多くの器官がありますが、何一つ不要なものはありません。それらすべての器官が自分の役割を果たし、器官同士が互《たが》いに調和しあうことで最もよい生命活動が営まれます。ある器官があまりに頑丈《がんじょう》すぎるのはバランスを欠き、生命活動の低下につながるのです。新体操やアーティスティックスイミング※のような団体演技をイメージしていただければ分かりやすいと思います。

では、どのような鍛錬《たんれん》がよいのでしょうか？

今日《こんにち》のようなスポーツや健康法はなかったからだと思いますが、フーフェラントは次のように書き記しています。

「皮膚《ひふ》の摩擦《まさつ》、運動、その他によって、発汗《はっかん》を適度に促進《そくしん》すること」
「身体のすべての部分、すべての器官を均等に動かして使うこと」

具体的には、
「毎日すくなくとも一時間戸外で運動すること」
運動を行う時間としては、

※旧称：シンクロナイズドスイミング

「いちばん健康によい時間は、食事前か、食事の三ないし四時間後」

その他に、

「小旅行」「遠足」「乗馬」「適度の舞踊《ぶよう》」「散歩」

「ぬるま湯入浴」「身体摩擦《しんたいまさつ》」

などを挙げています。

中でも高齢者《こうれいしゃ》が「身体摩擦《しんたいまさつ》」、つまり「皮膚《ひふ》全体をしょっちゅう擦《こす》ること」の効用を高く評価しています。また、その際には「こわばりを減らし皮膚《ひふ》を柔《やわ》らかくするため、香《かお》りのよい強壮性《きょうそうせい》の軟膏《なんこう》がおおいに役立つ」と書いています。今でいうアロママッサージです。高齢者《こうれいしゃ》の皮膚《ひふ》は弱いので、ゴシゴシとこするような乾布摩擦《かんぷまさつ》ではなく、先に書いたように、優《やさ》しくタッチする、タッチングケアがよいですし、アロマで香《かお》りも加えると、さらに効果は高まります。アロマ療法《りょうほう》は認知症《にんちしょう》の周辺症状《しゅうへんしょうじょう》である不穏《ふおん》や興奮を改善するという研究も数多く報告されています。

このように、あくまでも、適度でバランスの取れた鍛錬《たんれん》の大切さを繰《く》り返《かえ》し説いています。

寿命を延ばすには、感情（精神）のコントロールも必要

またフーフェラントは、体の鍛錬《たんれん》だけでなく感情（精神）の鍛錬《たんれん》の重要性も指摘《してき》しています。

前の章では、人間は精神を持っているからこそ、動物の中でも屈指《くっし》の長寿《ちょうじゅ》を誇《ほこ》っていると書きました。精神世界の豊かさや高い次元に向かう精神力が、人

間に長寿《ちょうじゅ》をもたらしているのです。それと同時にもう一つ、精神が長寿《ちょうじゅ》にもたらす役割を次のように書いています。

> 完璧《かんぺき》な精神力もまた、それなりに生命の保持と延長に寄与《きよ》しておりますから、人間はそのおかげで理性を分与《ぶんよ》されることになり、これが人間の内面すべてを支配して、内面にある単なる動物的なもの、つまり本能や激しい感情や、それにともなう迅速《じんそく》な消費を抑制《よくせい》し、（中略）中庸《ちゅうよう》※状態《じょうたい》に人間を保つことを可能にしているのであり、この状態こそ長寿《ちょうじゅ》にたいへん必要なのですね。

フーフェラントは、「中庸《ちゅうよう》なるものすべては長寿《ちょうじゅ》にとって有用である」とし、次のように言っています。

※中庸……偏らないこと

高齢《こうれい》になるための最大の秘密は、職業、気候、健康、性格、体質、業務、精神力、食事などが、ある程度まで中庸《ちゅうよう》であるというなかに隠《かく》されていま す。どんな極端《きょくたん》なものでも、多すぎようが少なすぎようが、高すぎようが低すぎようが、長寿《ちょうじゅ》を妨《さまた》げるのですね。

フーフェラントの教えを理解する時、「中庸《ちゅうよう》」はとても大事なキーワードです。

中庸《ちゅうよう》とは「極端《きょくたん》な生き方をしない。偏《かたよ》ったことをしない」といった意味ですが、衝動的《しょうどうてき》な激情に身を任せることや悲嘆《ひたん》に暮れることなく、心の安息、晴れ晴れとした気分、快活で満足した気持ちでいることを指します。そのために感情（精神）の鍛錬《たんれん》が必要なのです。

「ほどほど」「バランス」の大切さ

次に「生命力消費の速度を落とす」について見ていきましょう。
フーフェラントは、このように書いています。

私たちのもろもろの生命力と器官には一定の総量があり、それがいわば私たちの生命の財源だと考えると、生命はその財源を消費しながら発現するわけですから、器官が激しく活動するほど、当然ながら、生命力と器官に結合したその財源はそのぶん速く減らせますし、反対に、ほどほどに使えばそのぶんゆっくりと減らせるわけですね。

ほどほどに使ってゆっくり減らす――これをフーフェラントは「生命消費の減速」と呼び、最も重要な長寿《ちょうじゅ》の手段であると考えました。そして次のような項目《こうもく》を守るように勧《すす》めました。

①刺激《しげき》の強い興奮性の栄養分、強いアルコールを飲まない。
②思考力の緊張《きんちょう》が過度に続かないようにする。
③頻繁《ひんぱん》に性衝動《せいしょうどう》を刺激《しげき》しない。
④過度な筋肉運動を持続して行わない。

興味深いのは、二番めの「思考力の緊張《きんちょう》が過度に続かないようにする」で、身体の面だけでなく、精神の面についても「ほどほど」「バランス」が大切だと述べていることです。

腕《うで》を同一方向に動かしつづけていると、一五分もすれば疲《つか》れてしまい、各種の運動を二時間にわたっておこなった場合よりよほどひどいでしょうね。精神的な仕事も、まったく同じです。

高齢《こうれい》でありながらお陽気に楽しく過ごしている、偉大《いだい》かつ深遠な思想家、数学者、哲学者《てつがくしゃ》を私は知っております。ところが、この方がたは以前からこうした切《き》り替《か》えを習慣づけていて、例の観念的な研究の合間や講義の合間には必ず、好きな詩とか旅行記とか歴史や博物誌の作品に自分の時間を割《さ》いていたことも、私はよく知っております。

同じことばかりを続けざまに考《かんが》え込《こ》むことは、筋肉を同じ方向に動かして使い続けるのと同じように有害なことであり、考える対象を適当に切《き》り替《か》えることが大切だと説いているのです。
また、フーフェラントは、次のようなユニークな分析《ぶんせき》をしています。

あらゆる精神作業は二種類、つまり、自分自身のなかから紡《つむ》ぎ出《だ》して新しい着想を生み出すという創造的な作業と、たとえば読書とか他人の話の聴《ちょう》講《こう》とか、単なる未知の着想を受け入れ楽しむという受動的ないし受け身の作業とに分けられます。

二種類の精神作業の双方《そうほう》を、絶えず交替《こうたい》させなければならないと言っているのです。
皆《みな》さんはどうですか。暇《ひま》さえあれば、スマートフォンを見ていませんか。私もその一人で反省していますが、スマートフォンを見ている間は受動的な作業に没頭《ぼっとう》しています。ご飯の食べ過ぎは肥満やメタボリック症候群《しょうこうぐん》につながりますが、情報の「食べ過ぎ」も、おそらく脳の肥満のような不都合な状態を作り出しているように思えてなりません。スマートフォンを見ない時間を作り、自分が本当にやりたいことを考える時間を持てれば、とても素敵《すてき》です。これもまた、思考力の過度な緊張《きんちょう》が続かないようにするための大切な方法といえるでしょう。

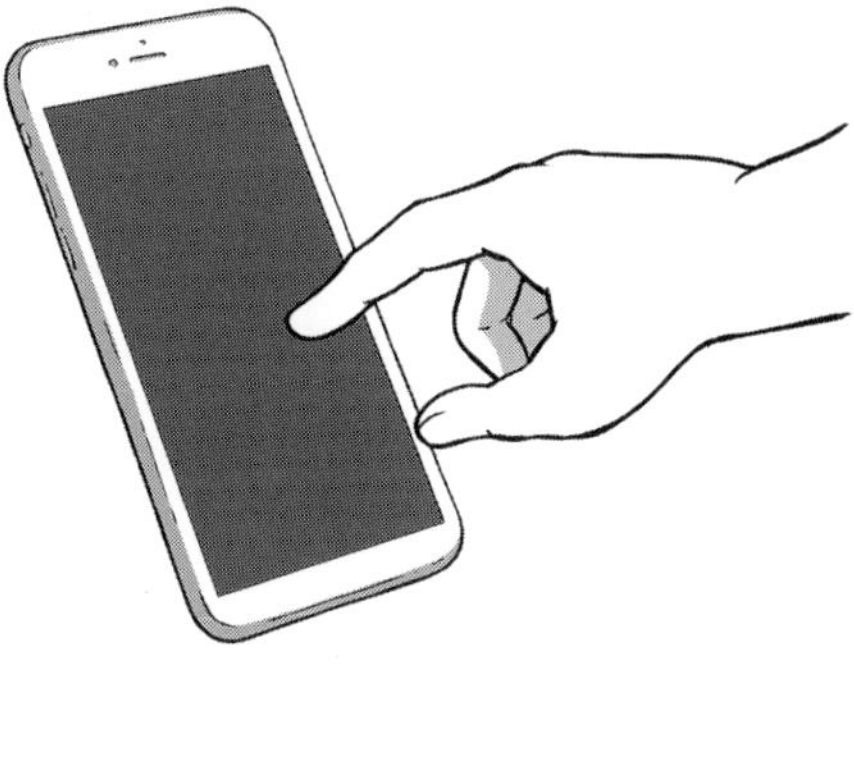

現代にも通じる、フーフェラントの視点

フーフェラントを読んでいて驚《おどろ》くのは、私たちが生きる今日《こんにち》の時代を予見するような考察がいくつもあることです。

私たちは、常に何者かに急《せ》かされるように生きています。一つ何かを手に入れれば、さらに次の何かへと欲望は無限にかき立てられます。渇望感《かつぼうかん》にさいなまれ、人を出《だ》し抜《ぬ》き、走り続けています。

このような状態を、フーフェラントは「不幸な多活動性」と呼び、「これこそ現在人類の大半に襲《おそ》いかかっているもの」だと警鐘《けいしょう》を鳴らしています。

「絶えずさまざまな欲望にせまられて、絶えず体力を新たに浪費《ろうひ》させ、絶え

ず新たな企画《きかく》を要求しています。そこからやがて例の絶えまない活動性が生じ、最終的には、体内の休息や精神の安らぎに対するあらゆる感受性が破滅《はめつ》して、人びとにとって元気を回復するのに絶対に必要な寛《くつろ》ぎや解放感という状態にけっしてなれませんから、自己消費が驚《おどろ》くほど加速されてしまうのですね。

時代によって生命の消費は加速させられているという、フーフェラントの洞《どう》察《さつ》は、まさに私たちの、この時代についても当てはまることだと思います。

このような感情が、私たちの寿命を縮める

フーフェラントは寿命《じゅみょう》を縮める精神状態と習慣があると警鐘《けいしょう》を鳴らしています。それは、「悲しみ」「苦しみ」「不機嫌《ふきげん》」「恐怖《きょうふ》」「怒《いか》り」「小心」「強いねたみやそねみ」であるとし、次のように書いています。

これらすべては、最も精緻《せいち》なもろもろの生命力を消耗《しょうもう》させ、とりわけ消化や同化の機能を乱し、心臓の力を弱め、そうすることで修復という重要な作業を妨《さまた》げます。

ねたみやそねみは、同時に死をもたらす積極的な特性もそなえています。これらは身体からもろもろの生命力を奪《うば》うばかりでなく、そのさいに絶えまなく怒《いか》りを先鋭《せんえい》にさせもしますし、絶えず密《ひそ》かな毒物をつくり出しもしますから、全般的《ぜんぱんてき》な怒《いか》り刺激《しげき》のせいで自己消耗《じこしょうもう》が途方《とほう》もなく増大してしまい、そのために、ねたみは自分自身をさいなむ、という諺《ことわざ》が完全に当てはまるようになるのですね。

不機嫌《ふきげん》という（中略）悪い習慣ほど、人生の花盛《はなざか》りを萎《しぼ》ませ、すべての楽しみにもすべての喜びにも入り口を閉ざし、美しい生命の流れをよどんだ泥沼《どろぬま》に変えてしまえるものは、ほかにありません。

現在の科学でも、このような感情がストレスの蓄積《ちくせき》、血圧の上昇《じょうしょう》、免疫反応《めんえきはんのう》

の低下などの、さまざまな悪影響《あくえいきょう》を私たちの体に及《およ》ぼすことが証明されていま
す。反対に、ポジティブな感情がよい効能をもたらすことも知られています。
例えば、笑いは免疫力《めんえきりょく》を高める、血圧を安定させるなどの効果があり、笑《わら》い療《りょう》
法《ほう》といわれて、治療《ちりょう》に取り入れている病院があるくらいです。

「長生きする人が幸せ」ではなく、「幸せな人が、長生きする」

古代中国・秦《しん》の始皇帝《しこうてい》が不老長寿《ふろうちょうじゅ》の薬を求めたように、古《いにしえ》から「長生きする
人が幸せ」だと、多くの人が信じて疑いませんでした。しかし、幸福と長寿《ちょうじゅ》と
の因果関係を調べる研究が世界的に進められるにつれ、長生きをすれば、幸福
という結果が来るのではなく、その逆だと分かってきました。

「幸せな人が、長生きする」のです。ネガティブ感情とは反対の「楽しい」「うれしい」「ご機嫌《きげん》」「ありがとう」「幸せだなぁ」というポジティブな感情が多い人ほど長生きをし、病気にもなりにくいということです。私の病院で診察《しんさつ》を受ける長命な方々は、皆《みな》さんが優《やさ》しい笑顔《えがお》で、朗《ほが》らかに「ありがとう」「おかげさまで」と、よくおっしゃることと一致《いっち》します。

フーフェラントが「習慣」と言っていることも見逃《みのが》せません。同じ体験をしてもポジティブに受け取るか、ネガティブに感じるかは、その人の習慣だという、鋭《するど》い指摘《してき》です。

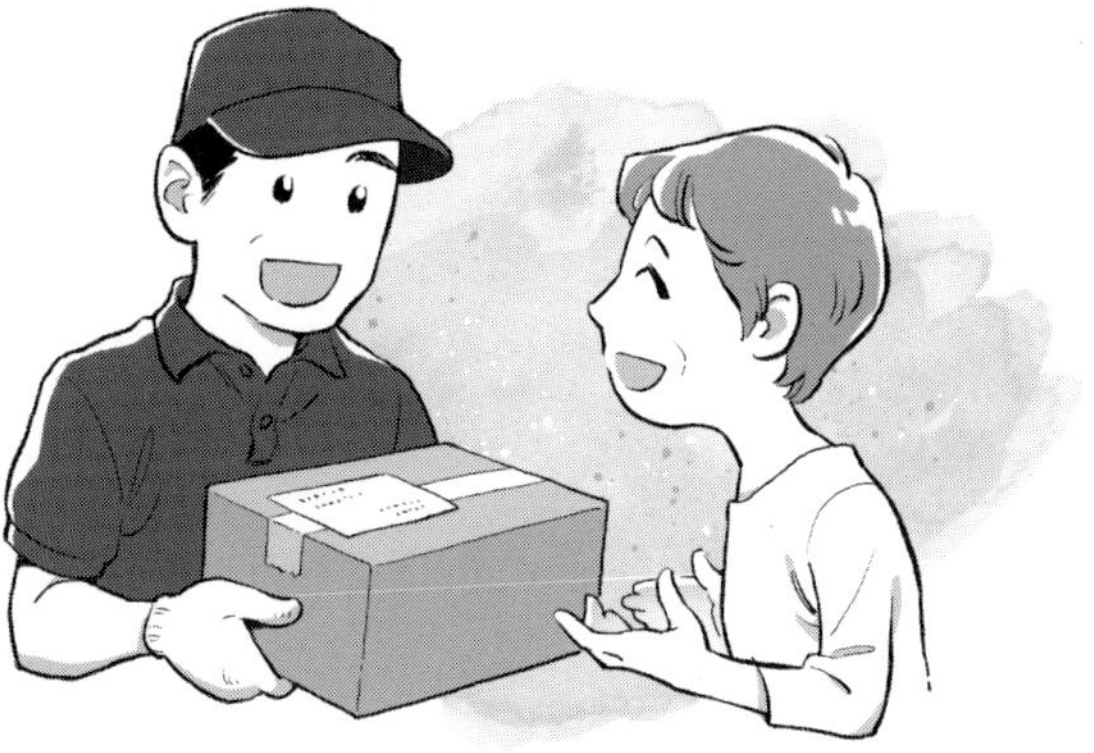

コップの中に半分の水があるとします。

「まだ半分残っている」

「もうあと半分しか残っていない」

事実は一つなのに、受け止め方は真逆ですね。どう受け取るか、受け止め方が習慣になってしまっているのです。ネガティブな受け止め方が多いなと思われる人は、ぜひ改める努力をされてはどうでしょうか。

死に対する恐怖ほど、人を不幸にする感情はない

フーフェラントは、さまざまな感情が寿命《じゅみょう》に影響《えいきょう》することを述べたあと、死に対する恐怖《きょうふ》ほど、人を不幸にする感情はないと述べています。

ところが読者の皆《みな》さんの多くは、「死への恐怖《きょうふ》」といっても実感がわかないかもしれません。それは、「自分もいつかは死ななければならないと分かっているが、それは今ではない」と、死を遠い先のことと考えているからでしょう。誰《だれ》しも死を嫌《きら》うので、考えないようにしたいという気持ちの表れともいえます。

しかし、考えなければ死なずに済むものではありません。フーフェラントは、「死というものを正しく知っておくこと」、言《い》い換《か》えると「死を直視し、死について考える習慣をつけ、死を身近なものとして感じておくこと」が重要だと述べています。

ものごとが正しいのか正しくないのか、不確かな場合はいつでも、疑問があるときはいつでも、つねに生涯《しょうがい》の最期《さいご》の時間のことをただちに思《おも》い浮《う》かべて、こう自問してごらんなさい。お前はそのさいどちらのやり方で振《ふ》る舞《ま》うのだろうか、どちらのやり方で振《ふ》る舞《ま》いたかったのだろうか?、と。（中略）このように場面を切《き》り替《か》えるおかげで、あんなにいつもつきまとっていた、そんな些《さ》細《さい》で利己的な思いのすべては解消するからです。すべては、本来の正しいものの見方、本来の正しい状況《じょうきょう》ににわかに戻《もど》って、思《おも》い違《ちが》いが消え失《き》せ《う》、真実が現れるのですね。

今日が人生の最後の日だとしたら

私は、人生を終える時に、

「この世に生まれてきてよかった。最高の人生だった」

と言える人生を送りたいと思っています。そのために、絶対に欠かせないことが、今、人生が終わったとしたら、そう言えるかと自分に問うことです。

人生はいつ終わるか誰《だれ》にも分かりません。今日が人生最後の日である確率は常にゼロパーセントではありません。だから、いつもそう自分に問いたいのです。

「今日が人生最後の日だとしたら、今日やろうとしていることは本当にやりたいことだろうか？」

アップル※の創業者スティーブ・ジョブズは三十年間、毎日この言葉を自分に向かって語り続けたそうです。まさに、フーフェラントが教えていたことを実行していたと言っていいでしょう。「死を直視し、死について考える習慣をつけ、死を身近なものとして感じておく」という人生の送り方が大切だと思います。

※アップル……米国の多国籍テクノロジー企業

第7章

脳や体のダメージを、修復する力を高める

若く見える人、老けて見える人の違いは？

何十年ぶりに同窓会に出席すると、随分《ずいぶん》、老《ふ》けて見える人と、とても若く見える人とがあります。同じ学校に通《かよ》っていた頃《ころ》は皆《みな》、見た目年齢《ねんれい》は同じだったのに、なぜこんな差ができるのでしょう。

その理由の一つが、修復機能です。

フーフェランドは、修復には「同化」と「排除《はいじょ》」があり、その両方が必要だと言っています。

一、同化＝生命にとって有益なものを取り入れること。

二、排除《はいじょ》＝有害な老廃物《ろうはいぶつ》を速やかに排出《はいしゅつ》すること。

人は活動すれば体のどこかが傷《いた》んだり、老廃物《ろうはいぶつ》がたまったりします。傷《いた》んだところの修復のために、栄養を取《と》り込《こ》み、養分を体の一部として「同化」することで、障害が起こっている部分を復元できます。

老廃物《ろうはいぶつ》は、ためておくとさまざまな害を起こしますから、「排除《はいじょ》」しなければなりません。取り入れるばかりで排出《はいしゅつ》しなければ「過剰詰《かじょうつ》め込《こ》み」となり、有害物が排出《はいしゅつ》されず、

最悪のこととして、ついには、その悪影響《あくえいきょう》つまり過敏《かびん》さや病気などをともなう、いちじるしい腐敗《ふはい》が全身に蔓延《まんえん》します。

と警告します。

老廃物《ろうはいぶつ》を外に出すというと、尿《にょう》や便が分かりやすいですが、汗《あせ》や爪《つめ》、髪《かみ》からも老廃物《ろうはいぶつ》は排出《はいしゅつ》されています。ちなみに老廃物《ろうはいぶつ》を排出《はいしゅつ》する割合は、便七五パーセント、尿《にょう》二〇パーセント、汗《あせ》三パーセント、爪《つめ》と髪《かみ》二パーセントといわれています。

フーフェラントが説く「修復機能の向上に必要な項目《こうもく》」を以下に列挙します。

① 新しい修復成分が体内に入ってこられるようにする。肺、皮膚《ひふ》、胃、腸管を正常な状態に保つ。

② 取り入れた修復成分の体内での循環《じゅんかん》を活発にする。血管やリンパ管を正常な状態に保つ。

③ 修復のもととなる栄養分（食べ物や飲み物）の質を保つ。

清浄《せいじょう》で適切な栄養分を摂取《せっしゅ》する。

④大気を清浄《せいじょう》かつ適切な温度に保つ。

⑤老廃物《ろうはいぶつ》を速《すみ》やかに排出《はいしゅつ》する。

身体の清掃《せいそう》をつかさどる器官である皮膚《ひふ》、腎臓《じんぞう》、腸管、肺を正常な状態に保つ。

⑥快適でほどほどに、楽しみや刺激《しげき》を味わう。

⑦陽気で快活な心の状態を保つ。

常に満足し陽気でいられる精神状態を目指す。

フーフェラントは特に七番めの「陽気で快活な心の状態を保つ。常に満足し陽気でいられる精神状態を目指す」の重要性を指摘《してき》し、このような心の状態を「創出した人間は、身体的にも幸福なのですよ！」と記しています。

修復には、良質な睡眠が欠かせない

修復に欠かせないのが睡眠《すいみん》です。

フーフェラントは、睡眠《すいみん》は「あらゆる生き物にとって完璧《かんぺき》な様式を備えた状態」で「きわめて賢《かしこ》い行い」であるとし、眠《ねむ》ることの重要性を次のように指摘《してき》しています。

生命消費の消耗性《しょうもうせい》の流れがうまく中断され、失われたものがふたたびみごとに補塡《ほてん》されて、やがて脈拍《みゃくはく》もあらゆる活動もふたたびゆるやかになり規則的になって、万事《ばんじ》もとどおり静かに進行するのですね。

フーフェラントは、一般的《いっぱんてき》な睡眠時間《すいみんじかん》を七、八時間としていました。ところが今日《こんにち》の日本人の睡眠時間《すいみんじかん》は、世界の中でも短いことで知られており、経済協力開発機構（ＯＥＣＤ）の加盟三十カ国の中では最も短く、長い国の平均と一時間の差があります。令和元年の国民健康・栄養調査では、睡眠時間《すいみんじかん》が六時間未満の人の割合が、男性で三七・五パーセント、女性では四〇・六パーセントと、多くの人が慢性的《まんせいてき》な睡眠《すいみん》不足《ぶそく》であることがうかがえます。

適切な睡眠時間《すいみんじかん》には多少の個人差があります。少し短めの睡眠《すいみん》でも昼間、眠《ねむ》気《け》を感じない人もいますが、多くの場合は睡眠《すいみん》不足《ぶそく》により、「肥満」「高血圧」「糖尿病《とうにょうびょう》」「心臓病」「認知症《にんちしょう》」などのリスクが高まることが知られています。

適切な睡眠時間《すいみんじかん》が何時間かは、いろいろな研究がありますが、よく知られているのは、死亡率と睡眠時間《すいみんじかん》を比較《ひかく》した研究です。その研究によれば、七時間の睡眠《すいみん》が取れている人が最も死亡率が低く、それより短くても長くても死亡率は高くなるのです。ですから、一般的《いっぱんてき》には七時間前後を目安に睡眠時間《すいみんじかん》を確保するのがよいでしょう。

私は耳鼻科《じびか》の専門医ですので、めまいや難聴《なんちょう》の方を多く診察《しんさつ》しています。「睡眠不足《すいみんぶそく》はありませんか？」と尋《たず》ねると、多くの方が十分な睡眠《すいみん》が取れていないとおっしゃいます。めまいや難《なん》聴《ちょう》の中には、慢性《まんせい》の睡眠不足《すいみんぶそく》で引き起こされるものが、とても多いことを知っていただきたいと思います。

睡眠《すいみん》の役割を「疲《つか》れを取るためのも

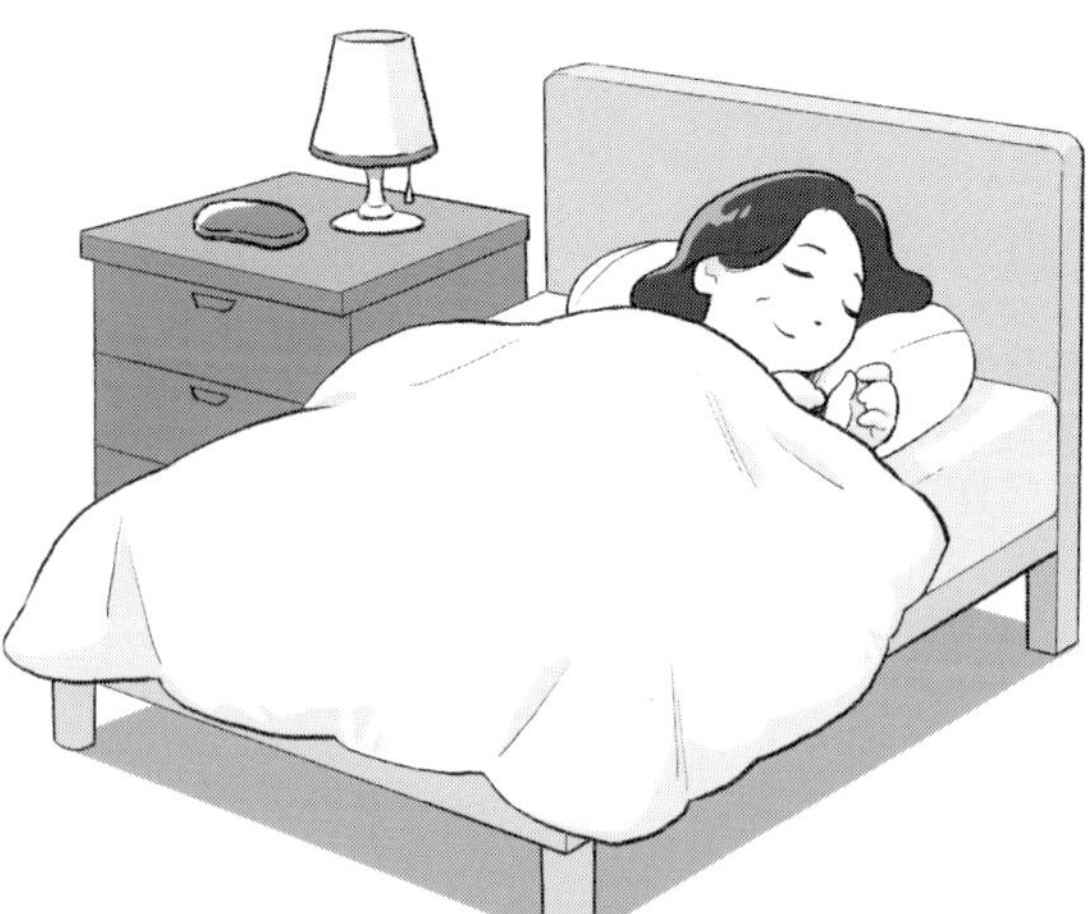

の」と考えている人が多いかもしれません。しかし、そんな消極的、受け身的な意味でとらえていては、睡眠《すいみん》の本質を間違《まちが》えてしまいますし、疲《つか》れていないから夜更《よふ》かししてもよいという間違《まちが》った発想になってしまいます。睡眠《すいみん》は、「明日、よりよく活動するために必要なもの」という、もっと積極的かつ能動的なものなのです。疲《つか》れたから、しかたなく余った時間で眠《ねむ》るのではなく、明日、元気で活動するための大切な時間として、まず確保するのが睡眠時間《すいみんじかん》です。

睡眠不足と認知症は深い関係がある

脳は他の臓器に比べ、とても繊細《せんさい》で弱い臓器なので、連続して働くことが苦手です。朝起きてから十六時間以上起きていると、脳の働きは酒気帯び運転と同じ状態になるといわれています。ですから、毎日、きちんと睡眠《すいみん》を取ることで疲《つか》れを解消させています。

睡眠《すいみん》は脳の疲《つか》れを取るだけではなく、一日の活動で傷《いた》めた全身の臓器の働きを修復させる役割も担《にな》っています。特に、夜間に脳から出される成長ホルモンなどの重要なホルモンは、深い睡眠《すいみん》によって十分な量が分泌《ぶんぴつ》されます。成長ホルモンは成長期の子どもにだけ必要なものではなく、成人でも身体組織の損傷を修復するために欠かせないものです。具体的には「美肌《びはだ》」を保つ効果もその一つです。見た目の若さ、老《ふ》け顔《がお》の差は、長年の睡眠《すいみん》の善《よ》しあしが関係しているのです。

また睡眠《すいみん》は、認知症予防《にんちしょうよぼう》にも重要です。四十五歳から七十五歳の健康な人百四十五名を対象に、睡眠《すいみん》の質とアルツハイマー型認知症《がたにんちしょう》の初期段階の関係を調べた研究があります。それによると、睡眠《すいみん》の効率が悪い場合、認知症《にんちしょう》に関係しているとされるアミロイドβ《ベータ》という老廃物《ろうはいぶつ》が五、六倍も蓄積《ちくせき》する危険性があったとされています。

「一日は十七時間」と考えてみよう

これほど重要なものが睡眠《すいみん》ですから、ぜひ多くの皆《みな》さんに十分な睡眠《すいみん》を取っていただきたいと思います。

睡眠不足《すいみんぶそく》の、多くの患者《かんじゃ》さんと話をしていて感じるのは、二つのパターンがあるということです。一つは、時間が足りなければ睡眠《すいみん》を削《けず》ればよいという発想、もう一つは、仕事と家事で本当に時間がないという場合です。時間が足りなければ睡眠《すいみん》を削《けず》ればよいという考え方では、日中の効率は向上するはずがなく、日本人の労働生産性が低いのは、そんな考え方の人が多いからかもしれません。

絶対に延長できない限られた時間の中でやり切る意志があってこそ、工夫《くふう》を生む情熱がわいてきます。ぜひとも一日は、二十四時間ではなく、睡眠時間《すいみんじかん》の七時間を引いた十七時間だという発想を持ちたいものです。

とはいえ、仕事と家事で寝《ね》つくのは早くて深夜零《れい》時、翌朝の家事のために五時には起きないといけないという方も少なくありません。そのような方には、「健康があってこその人生です」という話をします。そうすると、仕事そのものを見直される方もあります。

家族に助けてもらうことを提案することもあります。頑張《がんば》り屋《や》の皆《みな》さんは、簡単には弱音を吐《は》かないので、心や体が破綻《はたん》するまで我慢《がまん》されます。しかし、我慢《がまん》する力よりも、脳や体は弱いので、病気という形で限界をアピールするのです。

そうなってしまわないよう、家族と相談する時間を持ちましょう。
また、皆《みな》さんの大切な家族の誰《だれ》かが、そんな破綻寸前《はたんすんぜん》の生活をしていたら、
ぜひ助けてあげてください。

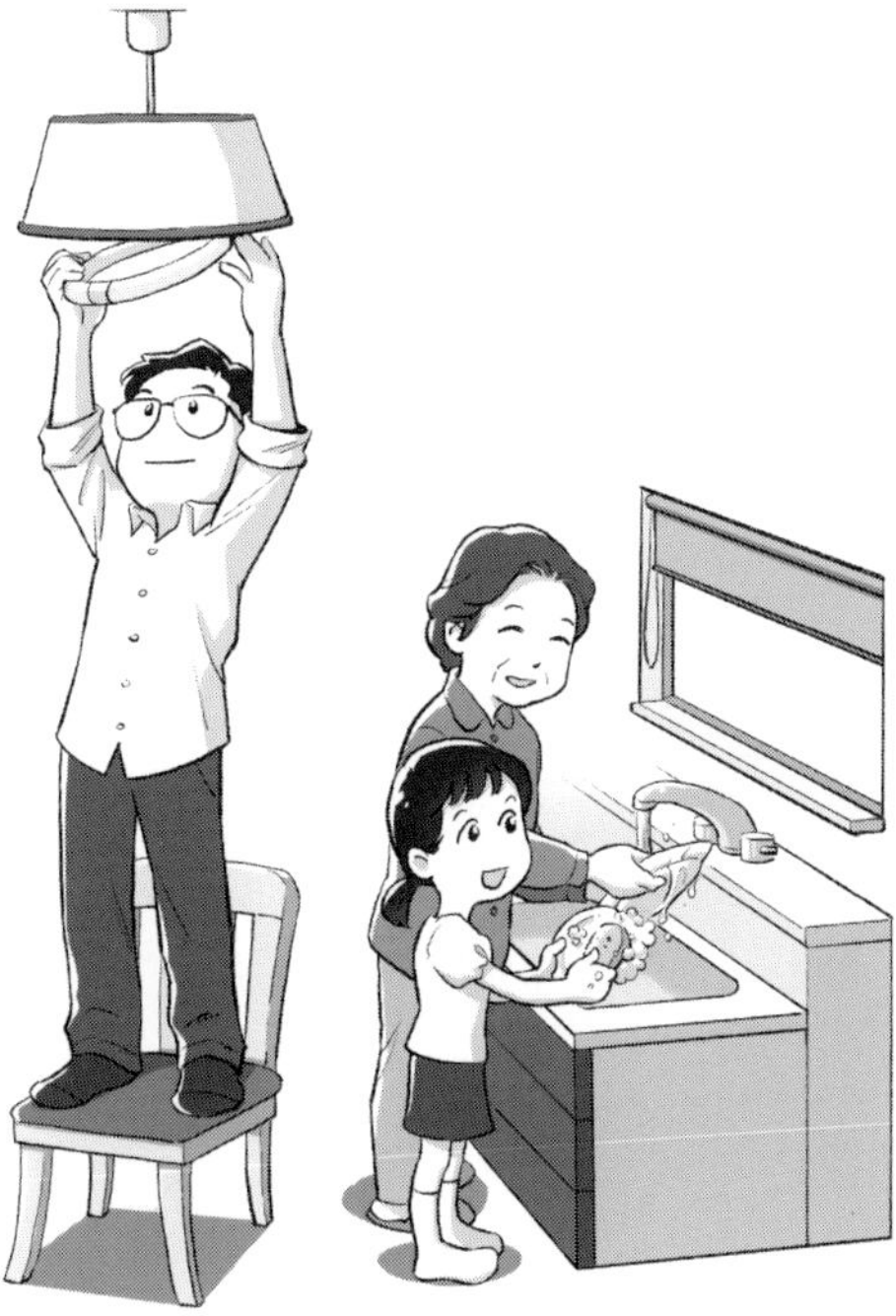

第8章

健康寿命は、「生きがい」「人生の目的」のある人ほど長くなる

宮城県の「大崎研究」が示す健康長寿に大切なこと

フーフェラントは、健康を維持《いじ》するうえで「生命力」が大切であると述べました。そして生命力を高めるためには、人生の「高尚《こうしょう》な目的」、「人生における高い次元の目的が重要」であることを教えてくれました。

この章では「生きがい」「生きる目標」「人生の目的」と、「健康長寿《けんこうちょうじゅ》」の関係について考えていきます。

健康寿命《けんこうじゅみょう》について、実に興味深い調査が宮城県大崎市《おおさきし》で行われています。東《とう》北大学《ほくだいがく》が、高齢者《こうれいしゃ》約五万人を対象に、一九九五年から今日《こんにち》に至るまで継続的《けいぞくてき》に行っている、「大崎研究《おおさきけんきゅう》」と呼ばれる有名な調査研究です。

この調査研究で明らかになったのは、一言でいうと「生きがいのある人ほど健康寿命《けんこうじゅみょう》が長い」ということでした。

また、次のようなことも健康寿命《けんこうじゅみょう》と関係があることが明らかになっています。

●適切な体重を維持《いじ》する

適正な体重の人は健康寿命《けんこうじゅみょう》が長い。

肥満の人は、骨や関節が壊《こわ》れたり変形したりして生じる病気によって、介護《かいご》が必要になるリスクが高くなる。逆に、やせた人は、認知症《にんちしょう》によって介護《かいご》が必要になるリスクが高まる。

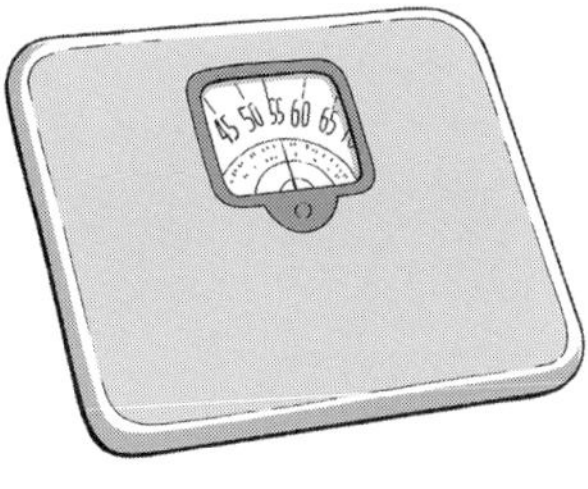

高齢《こうれい》になっても運動する習慣を持つ

運動をする習慣のある人は健康寿命《けんこうじゅみょう》が長い。四十歳頃《ごろ》まで運動不足であった人でも、運動するようになれば健康寿命《けんこうじゅみょう》が長くなる。

お茶を飲んだり、日本食、キノコ類、柑橘類《かんきつるい》を食べる

緑茶をよく飲む人ほど、脳血管疾患《のうけっかんしっかん》・心筋梗塞《しんきんこうそく》や肺炎《はいえん》の死亡リスクが低い。また、歯周病や抑《よく》うつ（気分が落《お》ち込《こ》むなど）の頻度《ひんど》も低く、介護《かいご》が必要になったり、認知症《にんちしょう》が発生したりするリスク

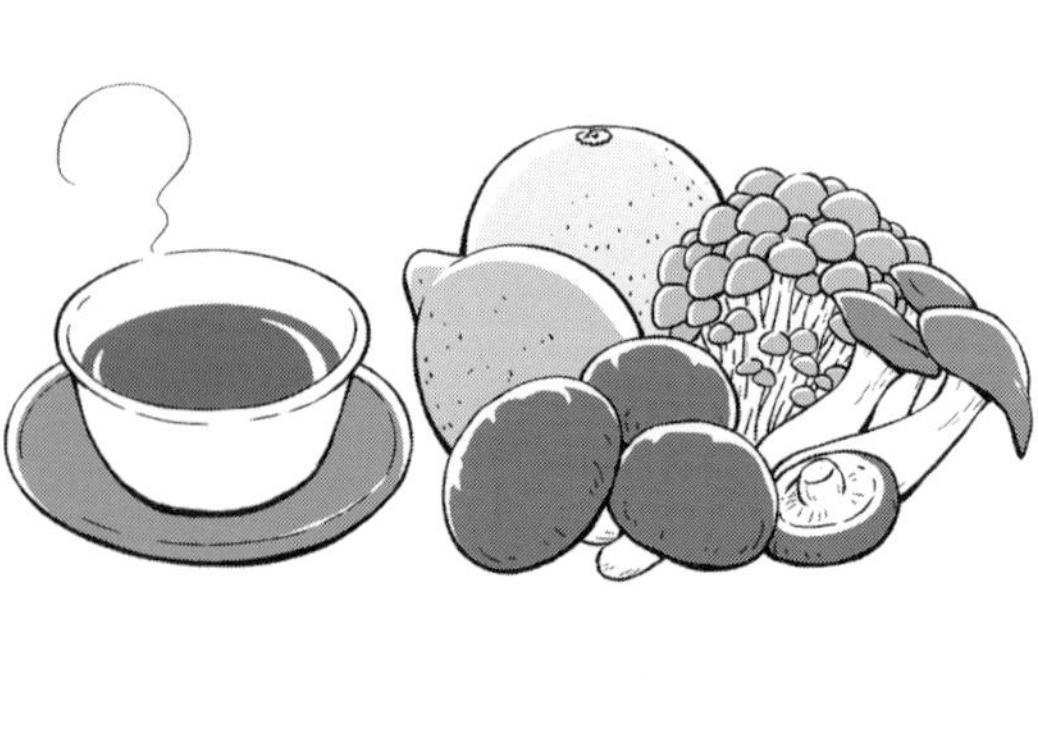

も低い。

日本食を多く取っている人、キノコ類・柑橘類《かんきつるい》をよく食べる人ほど、介護《かいご》が必要になったり、認知症《にんちしょう》が発生したりするリスクは低い。

歯への気づかいをする

残っている歯の数が少ない人ほど、死亡リスクや介護《かいご》が必要になるリスクが高い。

一方、残っている歯の数が少なくても、歯磨《はみが》き・歯科受診《しかじゅしん》などを実践《じっせん》している人は、死亡リスクや、介護《かいご》が必要になるリスクは減る。

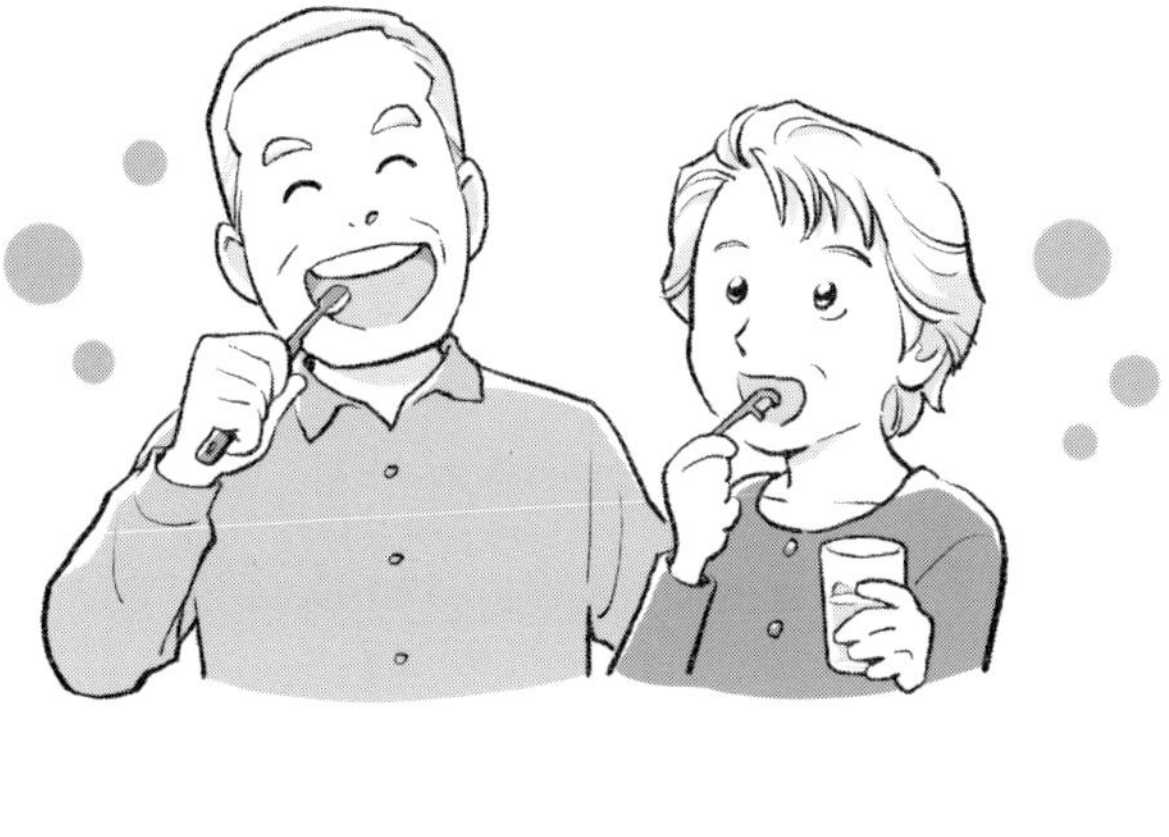

互いに高め合う関係にある「生きがい」と「健康」

「大崎研究《おおさきけんきゅう》」以外でも、生きがい、生きる目標、人生の目的と健康について調査した研究が増えています。いずれの研究においても、「生きがい、生きる目標や目的」と「健康」とは、互《たが》いに高め合うような関係にあるといわれています。生きがいや生きる目標があると、人は健康に気をつけますし、健康で心身が充実《じゅうじつ》していると、生きがいも感じやすいからです。

ここでもう一度、フーフェラントの言う「人生における高い次元の目的達成に向かう精神力」について考えてみたいと思います。

彼《かれ》は「人生には目的が必要だ」と説くだけでなく、さらに一歩踏《ふ》み込《こ》んで、

「人生における高い次元の目的が必要」と言いました。では一体、何が高い次元の目的で、何が低いものなのか。このことについて私は、第五章で「期間の長さで考えてはどうか」と提案いたしました。

つまり、より長い期間の目的ほど次元は高くなり、短い期間の目的ほど低くなるというものでした。なぜ期間が長いと高くなるのか。それは、やり直しがききにくくなるからです。一人の人間にとって、最も長い期間とは、その人が死ぬまでの期間です。それゆえ、やり直しがきかない、たった一度の人生における目的は、最も高い次元の目的といえるでしょう。そして、その達成に向かう精神力は崇高《すうこう》な力を持つのではないかと思います。

「生きる意味」を、見いだせているか？

ドイツの哲学者《てつがくしゃ》、アルント・ポルマン※は次のように書いています。

当事者たち自身が自分の人生に価値を認められてこそ、その時初めて人生は尊厳をもつのである。

（吉田量彦・訳『尊厳概念のダイナミズム』）

人の命が限りなく尊いことを「人命は地球よりも重い」ともいわれます。それは、人として存在していることそのものが尊いということです。ポルマンは、人生の尊さは、それだけではいけない、人が自分自身の人生に価値を認める、あるいは、価値を見いだすことが大切なのだと言っています。

※1970年生まれ

社会や世間から認められ、称賛《しょうさん》を集めることができても、自分自身で納得《なっとく》することができなければ、本当の意味で「人生の尊厳」を得ることはできません。

スウェーデンのノーベルは、「人々の役に立つ安全な爆薬を作りたい」と願ってダイナマイトを発明し、巨万《きょまん》の富と世界的な名声を得ました。しかし、ダイナマイトは、戦争で人を殺す道具として使用されたため、彼《かれ》の心は憂鬱《ゆううつ》に沈《しず》んでいたといわれています。心を痛めたノーベルは、自分の築いた財産が平和につながるように遺言《ゆいごん》し、ノーベル賞が設立されたのです。ノーベルにとっては「世間から認められる」賛辞は、「自分自身の価値を認める」ことには、つながりませんでした。

世間や他人から認められるかどうかに関係なく、自分が自身の人生に価値を見いだせているかどうかが、とても大切なのです。価値とは、言《い》い換《か》えれば意味ともいえます。何のために生きるのか、生きる意味ほど、重要なことはありません。

「私にしかできないことがある」

私には尊敬する大先輩《だいせんぱい》の医師がいます。その先生は、すでに大学教授の職から退き、八十歳を超《こ》えていながら、今なお新たな治療法《ちりょうほう》を世に送り出すための論文の執筆《しっぴつ》に精力的に取り組まれています。そのひたむきな学究精神は、後に続く若い医師たちのお手本ともなっています。

ある時、その先生と一緒《いっしょ》に食事を取る機会に恵《めぐ》まれました。

さっそく私は、かねてから抱《いだ》いていた疑問を投げかけました。

「先生のバイタリティは素晴《すば》らしいですね。今なお、そのようなお仕事ができるエネルギーは、一体どこから来るのですか？」と。

私の問いかけに、先生は一言で答えてくださいました。

「私にしかできないことがあると思ってね」

この一言は、今でも鮮明《せんめい》に記憶《きおく》に残っています。

医師という職業を半世紀以上続けてこられ、その人生の集大成に、今、取り組んでおられるのだと感じました。

「（一生を通じて）自分にしかできないこと」

それは誰《だれ》にでもあるものだと思います。一人一人が他の誰《だれ》でもない自分の人生を生きる以上、それはきっとあるはずなのです。

それを見つけることが自分の人生に意味を見いだすことであり、「自分にしかできないこと」を達成しようと意識した瞬間《しゅんかん》、人には「高い次元の精神力」が発生します。そして、そのような前向きな心は、間違《まちが》いなく体にもポジティブに作用するのです。

昨今、「終活」という言葉が流行しています。人生の終わりが近づき、自分の人生を終える準備として、遺産の整理や墓の準備をすることのようです。

私は「終活」という言葉がこのような意味でしか使われないことに、かねてから疑問を感じてきました。人生を終えるにあたり、最もしなければならないことは何か。

それは、本当に悔《く》いのない人生とするために、自分が成さねばならないことを見つけ、それを行うことではないでしょうか。

「あなたにしかできないこと」

それを見つけ、その達成に向けてすべきことを今日から始めていただきたいと思います。

「生まれてきてよかった」と言える人生

「自分にしかできないこと」と言ってしまうと、とても大きな事業のように思われるかもしれません。けれどもそれは決して大それたものではなく、日常の小さな営みの中にも、その答えはあると思うのです。

私が現在、院長として勤めている真生会富山病院《しんせいかいとやまびょういん》には職員が五百名以上いて、その一人一人全員に仕事が与《あた》えられています。五百人いれば五百とおりの仕事です。一つ一つが大切な仕事であり、なくてもよい仕事は一つもありません。

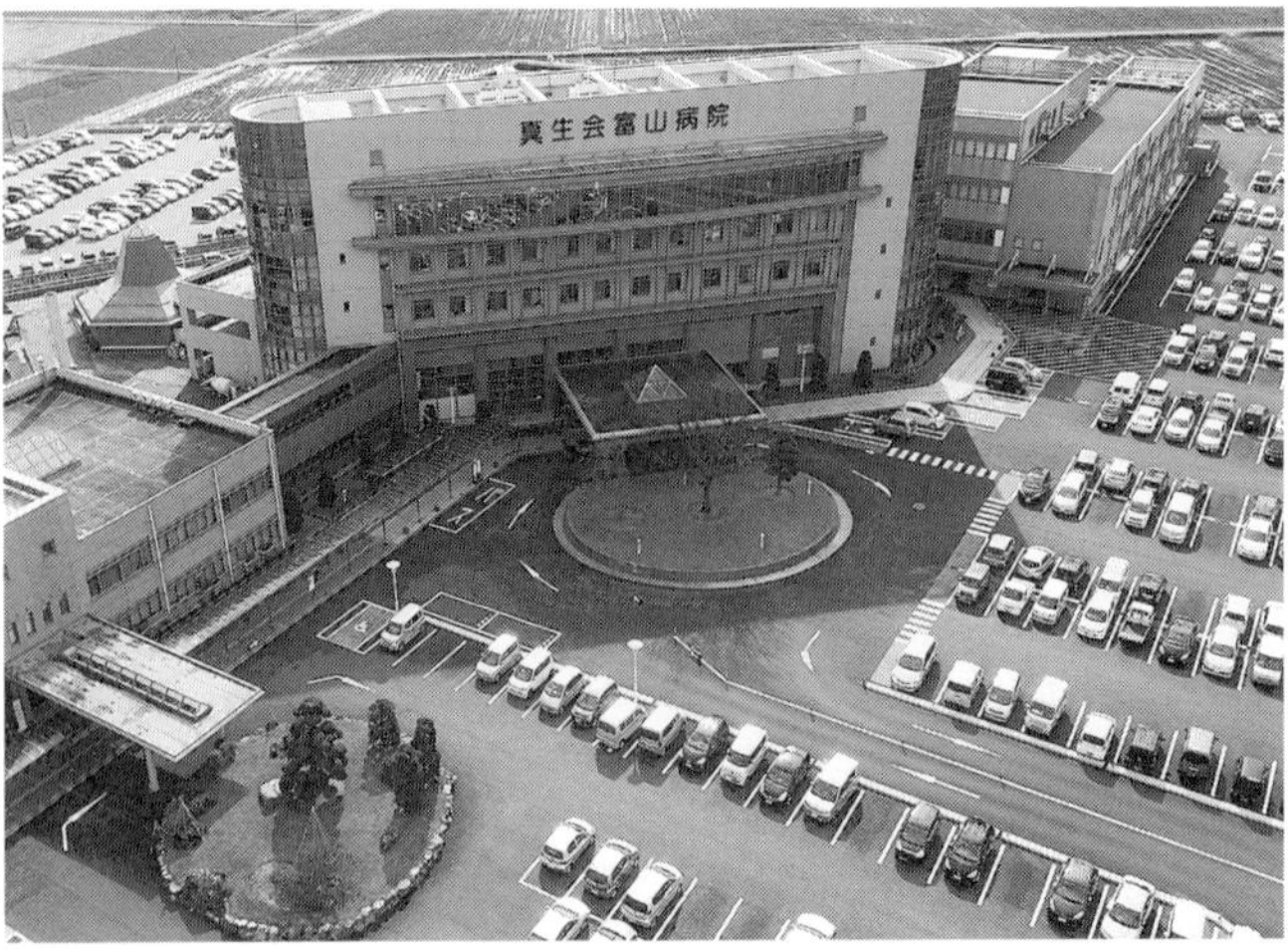

真生会富山病院

その職員にしかできない仕事なのです。「その仕事なら、彼《かれ》、あるいは彼女《かのじょ》が代わってできるよ」と思われるかもしれません。確かに、仕事という物理作業は、代わりの人が行うことはできます。しかしその仕事を通し、その人がどんな思いで何を実現するのか、かなえたいのかを考えた場合、すべての仕事が「自分にしかできないこと」に変わるのです。

　私の病院の仕事の一つに、敷地内《しきちない》に植える樹木や草花を管理する仕事があ

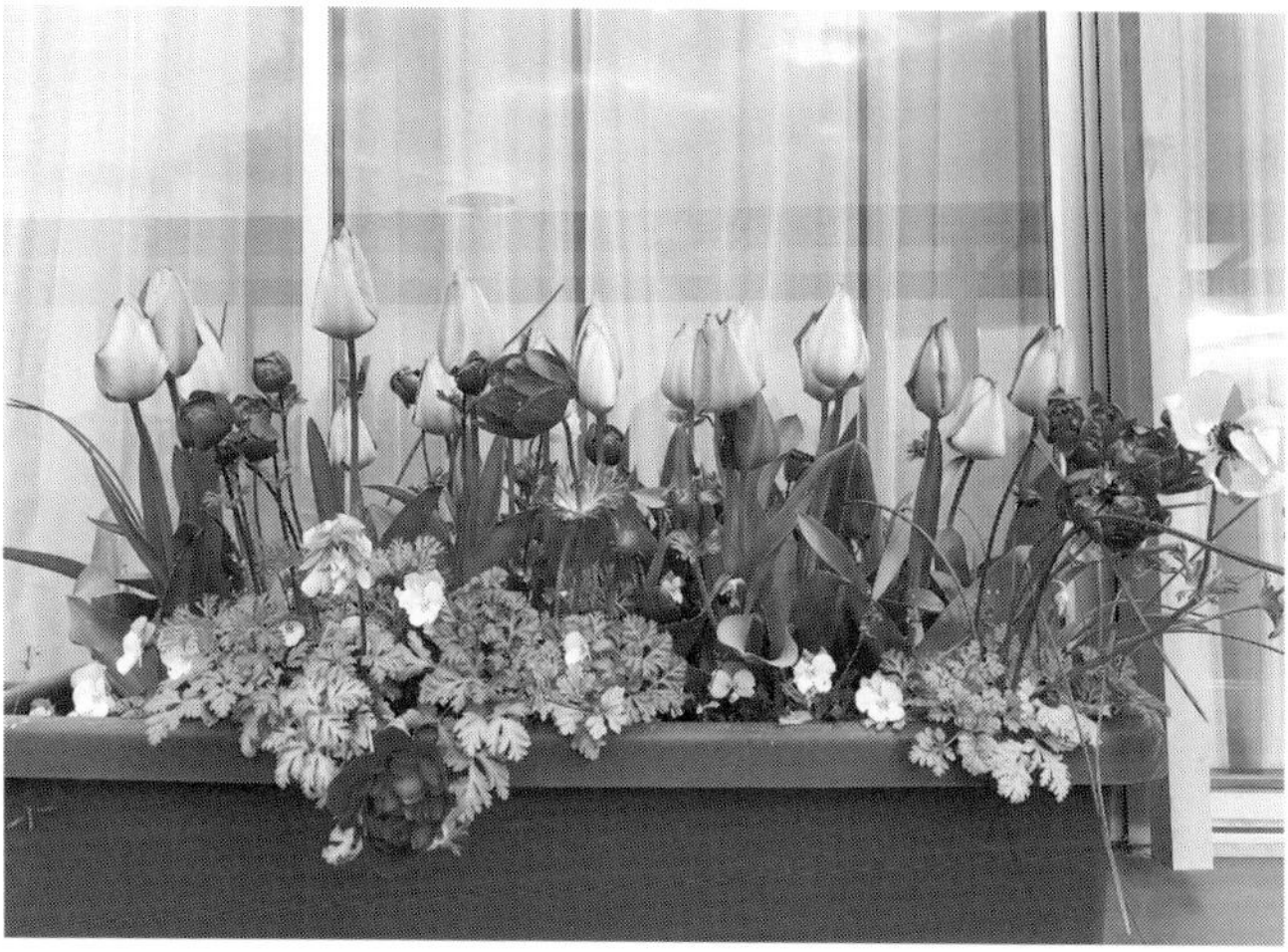

ります。暑い日も、凍《い》てつく冬の日でも、いつも外で作業する仕事は、時には医者や看護師よりもきつい仕事です。しかしその職員は、自分の手入れした木や花で「患者《かんじゃ》さんに喜んでもらいたい」という優《やさ》しい思いで黙々《もくもく》と働いてくれます。

ある日、彼《かれ》が抗《こう》がん剤《ざい》を点滴《てんてき》する患《かん》者《じゃ》さんに喜んでもらいたいと言って、花を飾《かざ》る棚《たな》を作ってくれたと、スタッフから報告を受けました。生花は、感《かん》染《せん》の危険があるので室内に飾《かざ》れません。

どうやったのだろうと不思議に思った私は、彼《かれ》が作ったその棚《たな》を見ようと現場を訪《おとず》れ、驚《おどろ》きました。点滴《てんてき》で横たわる患者《かんじゃ》さんがベッドから窓越《まどご》しに花が見えるように、背の高い飾《かざ》り棚《だな》を窓の外に作ってくれていたのでした。

会社や上司から言われた仕事は、型どおりに、他の誰《だれ》でもできるものかもしれません。けれど、それにどんな価値を加えるかはあなた次第《しだい》です。

あなたにしかできない価値を加えた時、誰《だれ》にでもできる仕事が、あなたにしかできない仕事に変わるのです。

仕事を持っていない人でも家族があります。その家での役割を持っておられます。父親、母親、長男、長女、次男、次女……、さまざまにありますが、あなたの役割は、あなたにしかできないものです。

「自分に何が……」と思うかもしれません。しかし、子どもにとって母親は世界でたった一人のかけがえのない母親です。地上に何十億の女性がいようと代わりはいないのです。親本人は「子どもに親として大したことはできない」と思っていても、生きていてくれるだけで大きな価値があるのです。それは、たとえ寝《ね》たきりになってもです。私の病院の看護師が、訪問での出来事から、このことを教えてくれました。

お母さんを自宅で介護《かいご》している娘《むすめ》さんがおられます。お母さんは、寝《ね》たきりで会話もままなりません。看護師が訪問すると、いつも娘《むすめ》さんはお母さんを愛《いと》おしそうになでて、「ここにいて生きていてくれるだけで安心します」と、介《かい》護《ご》する時間を慈《いつく》しんで過ごされています。また、奥《おく》さんの介護《かいご》が「大変だ。大変だ」と言われながら、そのしぐさは愛にあふれている八十代のご主人もおられます。人はどんな状態になっても、家族にとってはかけがえのない存在なのです。寝《ね》たきりになっても、介護《かいご》をされながらでも、娘《むすめ》さんやご主人とかけがえのない幸せな時間をともに生きるという、かけがえのない役割を持っておられるのです。

「自分にしかできないこと」を見つけられた時、自分の生きる意味が見えてきます。それを人生という期間の中で見つけることができれば、人間に生まれてきた意味を知ることさえできるはずです。

「生まれてきてよかった。最高の人生だった」

みんながこう思えるような人生を送ることができれば、これほど素晴《すば》らしいことはありません。健康で生きる、その目的は、そんな悔《く》いのない人生を送るためにあるのではないでしょうか。

ここまでお読みいただき、フーフェラントが残した教えの中に、動脈硬化《どうみゃくこうか》にならずに健康を保つ秘訣《ひけつ》が凝縮《ぎょうしゅく》されていると、第四章でご紹介《しょうかい》したことがお分かりいただけたかと思います。

動脈硬化《どうみゃくこうか》の予防《よぼう》が難聴予防《なんちょうよぼう》、難聴予防《なんちょうよぼう》が認知症予防《にんちしょうよぼう》になるのです。

そして、その三つの予防サイクルを元気に回す原動力は、生きる目的を持つこと、それが私が最もお伝えしたいことです。ここに記した何事かが、皆《みな》さんが心から悔《く》いのない人生を送られるためのお役に立てることを願っています。

おわりに

健康をテーマにした本はたくさんあります。「○○健康法」「○○を食べて健康で長生き」「○○で○○全快」などなど。誰《だれ》しも健康でいたいと願いますから、健康な体作りはとても大切です。

しかし、健康のための健康、つまり健康が目的になっているのはおかしいのではないかと、ずっと思っていました。健康はあくまで手段です。何かをするために健康な体が必要だから健康作りが重要なのです。人間は病《やまい》の器《うつわ》、どんなに健康に気をつけていても、健康を維持《いじ》できなくなることはあります。それでも、人生で本当にやりたかったことができれば、ただ健康で長く生きるより、ずっと幸せな人生だと思います。

そのような見方をしている健康本はないだろうかと探していたところ出合ったのがフーフェラントの『長寿学《ちょうじゅがく》』でした。その内容の素晴《すば》らしさは、ご紹介《しょうかい》したとおりです。

名著とはいえ、二百年前のドイツ語の大部な本をよくぞ翻訳《ほんやく》してくだされたと、翻訳者《ほんやくしゃ》の井上昌次郎《いのうえしょうじろう》先生には感謝の心でいっぱいです。この本を知るまで、井上《いのうえ》先生のことは存じ上げませんでしたが、何とか、感謝の気持ちをお伝えしたいと、先生が所属されていた学会の連絡先《れんらくさき》を探し出し、メールをお出ししたところ、井上《いのうえ》先生は数年前《すうねんまえ》に逝去《せいきょ》されましたと、中部大学生命健康科学研究所《ちゅうぶだいがくせいめいけんこうかがくけんきゅうじょ》特任教授《とくにんきょうじゅ》の宮崎総一郎《みやざきそういちろう》先生より、お返事と井上《いのうえ》先生の生前の研究資料を頂きました。本書の睡眠《すいみん》についての内容は宮崎《みやざき》先生から頂いた資料を参考に書いたものです。直接、お礼をお伝えすることはできなくなりましたが、訳者の井上昌《いのうえしょう》次郎《じろう》先生、資料をご提供くださった宮崎総一郎《みやざきそういちろう》先生に改めてお礼を申し上げます。

人が生涯《しょうがい》で出会う人の数は約三万人だそうです。人生を変えるような人や本との出会いに恵《めぐ》まれる人はとても幸せです。それは待って出会うものではなく、求めたり探したりしていく中で、機会は訪《おとず》れます。ぜひ多くの皆《みな》さまに、そのような出会いが紡《つむ》がれますことを心より願います。

令和五年四月

真鍋《まなべ》　恭弘《やすひろ》

協力　中谷裕也事務所

イラスト　太田寿　黒澤葵

装丁・デザイン　遠藤和美

〈著者略歴〉

真鍋 恭弘（まなべ やすひろ）

昭和36年、香川県生まれ。福井医科大学（現在の福井大学）医学部卒業。医学博士、耳鼻咽喉科専門医、補聴器適合判定医、めまい相談医、耳科手術暫定指導医。平成17年、日本耳鼻咽喉科臨床学会最優秀賞 受賞。著書『子育てハッピーアドバイス　知っててよかった小児科の巻』（共著）など。

真生会富山病院

所在地：〒939-0243 富山県射水市下若89-10

電　話：0766-52-2156　https://www.shinseikai.jp/

耳が遠くなると、認知症が近づく

幸せで長生きの秘訣

令和５年(2023)４月３日　第１刷発行

令和５年(2023)６月１日　第３刷発行

著　者　真鍋 恭弘

発行所　株式会社　１万年堂出版

〒101-0052　東京都千代田区神田小川町2-4-20-5F

電話　03-3518-2126

FAX　03-3518-2127

https://www.10000nen.com/

印刷所　凸版印刷株式会社

ISBN978-4-86626-076-1　C0047

意訳で楽しむ古典シリーズ

こころ彩る 徒然草

木村耕一 著

今、生きている。
この喜びを、
日々、楽しもう

兼好さんと、
お茶をいっぷく

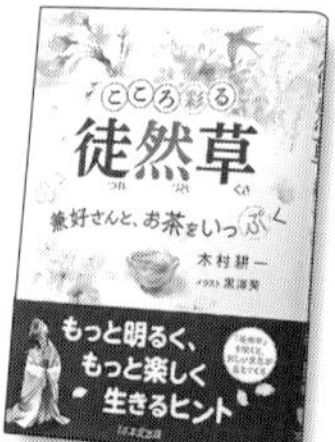

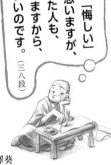

悪口を言われたら「悔しい」「恥ずかしい」と思いますが、言った人も、聞いた人も、すぐに死んでいきますから、気にしなくてもいいのです。（三八段）

兼好法師が、私たちに語りかけているように『徒然草』を分かりやすく意訳しました。

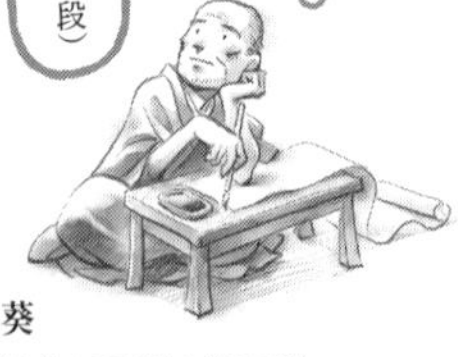

イラスト 黒澤葵

◎定価1,650円（本体1,500円＋税10%）

四六判 上製 232ページ ISBN978-4-86626-027-3

こころきらきら 枕草子

木村耕一 著

日々を楽しく
過ごすヒントが
あふれています

笑って恋して
清少納言

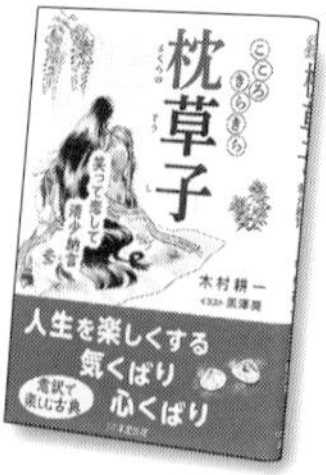

キラリと光る
感性に接する楽しさ

読者の声

清少納言の素晴らしい生き方が、私の心を癒やしてくれました。心の持ち方一つで、人生は、あんなにもキラキラさせることができるんだ！と教えられました。（秋田県 34歳・女性）

イラスト 黒澤葵

◎定価1,650円（本体1,500円＋税10%）

四六判 上製 244ページ ISBN978-4-86626-035-8